苗医药系列教材

苗族文化

供苗族医药学类专业使用

张志发　潘炉台　张景梅　主编

贵阳中医学院
贵州省民委　编

中医古籍出版社

图书在版编目（CIP）数据

苗医药系列教材/《苗医药教材》编写组编．-北京：中医古籍出版社，2007

ISBN 7-80174-447-0

Ⅰ．苗…　Ⅱ．苗…　Ⅲ．苗族-民族医学-教材
Ⅳ．R291.6

中国版本图书馆 CIP 数据核字（2006）第 093933 号

苗医药系列教材

苗族文化

作　　者：张志发　潘炉台　张景梅

责任编辑：李艳艳
封面设计：陈　娟
出版发行：中医古籍出版社
社　　址：北京东直门内南小街 16 号（100700）
印　　刷：北京财经印刷厂
开　　本：850mm×1168mm　1/32
印　　张：8
字　　数：200 千字
版　　次：2007 年 2 月第一版　2007 年 2 月第一次印刷
ISBN 7-80174-447-0/R·443
定　　价：20.00 元

编写说明

本书是根据贵阳中医学院新开设“苗医药专业”的要求编写的高等教育系列教材之一，适合我院“苗医药专业”教师和学生使用。

全书分为六章：第一章介绍苗族的族源、族称、人口分布和语言文字；第二章是社会经济；第三章重点介绍了苗族的社会政治；第四章、第五章和第六章系统地介绍了苗族的教育文化、文学艺术和风俗习惯。

由于时间紧、任务繁重，加之自身的水平有限，书中许多不足之处，希望读者给予批评和指教，以便我们进一步完善此教材。编写过程中，得到了学院科研处、教务处和药学系的大力支持，深表谢意！

编　者

2006 年 12 月 8 日

目　录

第一章　族源族称、人口分布及语言文字

第一节　族源族称

一、族源

苗族是一个具有悠久历史的民族。苗族的族属渊源同远古时代的“九黎”、“三苗”、“南蛮”有着密切的关系。早在五千年前，苗族先民就生息于黄河和长江中下游，其部落联盟称“九黎”，蚩尤乃其首领。“九黎”借助优越的地理条件，辛勤开拓，使生产力不断提高，社会经济不断发展，成为雄居祖国东方的一个强大部落。后来，黄帝部落从喀剌昆仑山沿黄河向中原挺进，与“九黎”部落争夺黄河流域肥沃的平原地带而发生战争。黄帝战蚩尤“九战九不胜”后，联合炎帝在涿鹿与蚩尤大战，这就是史称的“涿鹿大战”，大战中，“九黎”首领蚩尤被黄帝擒杀，其势大衰，“九黎”被迫南渡黄河退入长江中下游，开始了历史性的南迁。在公元前21世纪初到公元前11世纪的数千年中，苗族先民又在“左洞庭右彭蠡”建立起三苗国，并同尧、舜、禹争衡（战地在今襄阳、攀城、洞庭湖和鄱阳湖一带），先是尧失利于“丹水之浦”，继是舜“道死苍梧”，直到禹才“分北三苗”、“窜三苗于三危”，由于战争失利，苗族先民举族西迁。商、周时期，“三苗”的主要部分在长江中游地区，与其他部落一起被称为“南蛮”（亦称“荆蛮”）。“南蛮”不断发展壮大，成为建立楚国的主体居民。到西周时，“荆蛮”已成为周朝南方的劲敌。故从昭王开始，对“荆蛮”多次进行征伐，“荆

蛮”势力逐渐受到削弱。因此，九黎、三苗、南蛮、荆蛮之间有着一脉相承的渊源关系，他们是不同时期的苗族先民。

二、族称

1. 自称

苗族的自称因各地语言的差异而不同。湘西方言区的苗族自称为“果雄”（或记作“仡熊”）；黔东方言区的苗族多自称为“摹”、“蒙”或者“嘎闹”等；川黔滇方言区的苗族则自称为“蒙”。

2. 他称

苗族的他称，历代根据各地不同的苗语自称而书写不一样，有“九黎”、“三苗”、“南蛮”、“荆蛮”、“髦”、“髳”、“五溪蛮”、“武陵蛮”等等。这种不同，一方面表现为汉文古籍所记载的涉及苗族的族称多有变化，另一方面则表现为与苗族接触的各民族，由于语言不同，依据的标准不同，对苗族的称谓也存在很大差异。但“苗”是最一致的他称。而“苗”作为族群名称，最早见于《尚书》，有“三苗”、“有苗”、“苗民”等不同的提法。到商、周两代仍沿用“苗”的族称，但对“南蛮”中最强盛的部分则专称“荆蛮”。那时，周人除以“荆蛮”称呼建立了国家的楚人外，对一般的苗族先民则以“髦”或“茅”等称之。

汉代以后，除荆襄、江淮尚有一部分苗族分布外，大部分苗族都聚居在今湘、鄂、川、黔毗邻地区的武陵郡，他们与居住这一地区的其他少数民族一起被统称为“武陵蛮”。在“武陵蛮”内，又按不同地区而有“澧中蛮”、“零阳蛮”、“溇中蛮”等若干称呼，从东汉起又开始将“武陵蛮”称为“五溪蛮”。

唐、宋以后，苗族随着社会经济的发展和人口的增长，在祖国南方产生重要影响，引起了唐、宋及其以后元、明、清历代王朝的注目。各代中央王朝与苗族的关系也日渐频繁，对苗族的认识也有所加深，于是“苗”从若干少数民族混称的“蛮”中脱离出来，作为单一民族的族称出现。元、明、清各代官私著作中有关“苗”的记述更是比比皆是。如黑苗、白苗、青苗、花苗等。有些称谓含有贬义。由于苗族影响较大，元、明、清时期官方常将与苗族毗邻而居的其他一些少数民族称呼为“夷苗”、“仲家苗”、“侗苗”、“水家苗”、“倮倮苗”等。这些族称后面的“苗”字变成了西南很大一部分少数民族的泛称。新中国建立以后，中央人民政府在广泛征求民族代表和各方面意见的基础上，确定“苗”作为苗族的统一民族名称。

三、姓氏

苗族姓氏有苗姓和汉姓之分。苗姓是古代氏族和部落的称谓，或者说是以父系为中心的血缘集团的专称。在黔东北、湘西、渝东南、黔东南、黔中以及黔西北等地，仍沿用到现在。如黔东北、湘西、渝东南的“代瓜”、“代卡”、“代晓”、“代略”、“代来”，黄平、凯里炉山、福泉的“喀柳”、“喀嘎杷”、“必向”、“喀堆”、“喀稿”，麻江的“西玖”、“西菊”等等专称。在黔东北、湘西、渝东南等地早已形成姓氏，使用时放在人名之后，如名叫“玉金”，苗姓叫“代卡”，就叫“玉金卡”；汉姓是“麻”，按照汉姓习惯则叫成“麻玉金”。其他姓也如此。黄平、凯里炉山、福泉等地操黔东方言北部土语的苗族在居住最早的地名之前加“喀”，即客或人，向别人介绍或自我介绍都是如此称呼。不管迁到什么地方，皆以居住较早的地名用以识别某家或某人属于哪个家族时的标志，这种“苗姓”只在本民族同一支系内部使用。

古代部落称谓有“方”、“黎”、“嘎闹”等，氏族称谓有“柳”、“勾”、“勒”、“向”等。这些古代部落和氏族称谓相当于汉族的姓氏，称为“苗姓”，苗语称“寨方”，意为“方家”；“寨黎”，意为“黎家”；“寨向”，意为“向家”；“寨勾”，意为

“勾家”；“客柳”，意为“柳家”等。

操川黔滇方言的苗族在苗姓之前加“所”（“所”音，汉意为“姓”）即姓×，若苗姓之前加“垮”（垮即客或客人），则是尊称，类似汉姓“贵姓”之意。

赫章、纳雍、水城等一带的苗族（他称“小花苗”）传说古代有十二支苗姓来到黑羊箐（贵阳市一带），这十二支苗姓是蒙优、蒙几、蒙蚩、蒙荡、蒙鲁、蒙嚷、给蒙、格支、格宾浪、客居、蒙汪、格芈。格芈因远古战争战死已无后人。现威宁境内有蒙优、格蒙、蒙鲁、蒙荡、蒙嚷、蒙几等姓。蒙优汉姓杨，格蒙汉姓熊，蒙鲁汉姓祝、陶，蒙荡汉姓张、王，蒙嚷汉姓马，蒙几汉姓李。

威宁等地操滇东北次方言苗族的苗姓来源有两种传说，一是有位先祖有一群儿子，不会说话，赐姓氏后，儿子们十分会听话和说话。二是古时候有位先祖有八个儿子，一至七子都结了婚，独有幺儿没结婚，老父认为全部合为一家总不是长久之计，决定把儿子分开，于是老人根据各个儿子所分得土地的方位赐给长子为“卯娄”、二儿子为“卯蚩”、三儿子为“卯娆”、四儿子为“卯简”、五儿子为“卯展”、六儿子为“卯鲁”、七儿子为“卯荡”、八儿子为“卯日”。现在威宁等地操滇东北次方言苗族苗姓有卯展、卯荡、卯娄、卯蚩、卯简、卯鲁、卯娆、卯日共8个，其中卯展、卯荡、卯娄、卯蚩为苗族中的四大姓。现今苗族中，卯展有朱、潘、赵三姓，卯荡有汪姓，卯娄有张、安二姓，卯蚩有杨、刘二姓，卯简有李、罗二姓，卯鲁有吴、陶二姓，卯娆有马、苏、龙三姓，卯日有韩姓。

贵州苗族采用汉姓大致始于明代，主要在滇黔的驿道两侧及思南、思州、播州等地，其余大部分地区是在清代“改土归流”后才普遍使用。雍正初年，云贵总督鄂尔泰在呈报“苗疆”十一事认为“苗人多同名”应“各照祖先造册”，凡“不知本姓者，官为立姓，以便稽查”。接着在今黔东南、黔南设“新疆六厅”，在造户口册时，强行使用汉姓。错乱很多，常有几个苗姓共用一个汉姓，也有一个苗姓分作几个汉姓的。但汉姓只用于与官方或汉民交往场合，本民族内部仍用苗姓名。有少数人读了汉文后也仿汉人制定字辈，修家谱、建宗祠。

第二节　迁　徙

一、迁徙原因

人类的迁徙，同人类的历史一样久远。在漫长的原始社会，迁徙是人类谋求生存的手段之一，人类的始祖，一直以野果及植物的根茎果腹，或靠渔猎充饥，几乎是居无定所。当原始农业出现以后，人们的居处开始有所稳定。但苗族这个群体，在中国历史长河中，由于战争、政治、经济等原因，在原始农业出现之后，仍进行着长时期、大规模、远距离的迁徙，其足迹遍及我国中原、中南、西南诸省，并跨出国界，进入东南亚、欧、美，时至今日仍在一些国家中继续迁徙不定。迁徙方向主要由东向西，至于小范围的局部迁徙则是多向性的穿插。国内苗族大迁徙，至少就进行了五次。

二、迁徙情况

1. 第一次迁徙

进入农业社会以后，苗族先民—九黎集团，生活在祖国东部、黄河下游和长江中下游之间的平原地带，曾与东下的炎黄部落集团发生战争，后九黎集团惨败，蚩尤被杀，其部落被迫离开平原向西南迁入长江中游地带，并形成新的部落集团“三苗”，这是苗族先民第一次大迁徙。

大约在五千多年前，当时由黄帝、炎帝、蚩尤所领导的各氏族部落联盟已分别占据着不同的区域，而蚩尤就是苗族先民九黎部落集团的大酋长。传说蚩尤有七大发明，即水稻种植、金属冶炼、兵法、历法、刑法、武器、宗教。兵器中有仗、刀、戟、大弩，九黎部落已威震天下，是个强悍善战的部落。而刑法、武器、宗教的发明，也促进了饲养牲畜、种植植物的农业生产事业。当时黄帝领导的部落生产力发展也较快，已由采集、渔猎为主的母系氏族社会转入"治五气"的父系氏族社会。这种进步，迫使当时的人拼命地寻找土地，尤其是适宜于饲养牲畜、种植植物的土地。很显然，中国中部黄河流域——肥沃的平原地区，便是理想之地。住在周围的各部落，都想迁徙进来，因此，成了各部落斗争的舞台，也成了不同文化相互影响的场所。当时环绕着黄河流域的部落，东部是夷，济水流域是东夷的根据地。东夷南下到淮水流域。南部是蛮，由长江流域北进到黄河流域。西部是戎，从西部进入中原。北部是狄，在远古传说中，没有显示他们的迹象。占领黄河流域最早的是炎帝和蚩尤，当时蚩尤的九黎最强，联合了九个部落，每个部落各包含九个兄弟部落，共八十一个兄弟部落，蚩尤做大酋长。

炎帝和蚩尤占据黄河中下游的时候，当时黄帝部落还在陕北一带。到"炎帝衰微"、"政失常轨"的时候，发生炎帝和蚩尤战争，蚩尤获胜。炎帝在向西撤退时，遇上向东推进的黄帝。《史记》"轩辕叫熊、罴、貔、貅、貙、虎，以与炎帝战于阪泉之野，三战然后得其志"。黄帝打败炎帝，炎帝归顺黄帝之后，接着继续向东推进向九黎之君蚩尤挑战。蚩尤当时威震天下。黄帝向他进攻，并非容易得手。蚩尤兵使用刀、戟、大弩，黄帝仅"剥林木以为兵"。《太平御览》载："黄帝与蚩尤九战九不胜"。正如夏曾佑在《中国古代史》中说："铜木之间，利钝殊焉，蚩尤胜而黄帝败，殆无疑义"。但蚩尤最后还是失败了。对蚩尤的死，夏曾佑说："或云黄帝使应龙杀蚩尤，或云黄帝使女魃杀蚩尤，或云黄帝受玄女之兵符杀蚩尤"。拥有先进武器而又被称为"战神"的蚩尤，是战死，是谋杀，或是另有别的原因，现在难以考证。总之，黄帝与蚩尤"逐鹿中原"，以蚩尤失败告终。

黄帝战胜蚩尤后，九黎集团除了另推首领，收容残部，作卷土重来之计外，只有退出黄河流域，向着长江流域撤退。到长江中游后定居下来，经过四百多年的发展，在那里建立了一个新兴的部落大联盟。这个部落联盟叫"三苗"或"三苗国"，这就是苗族历史上的第一次迁徙。

2. 第二次迁徙

蚩尤余部举族南迁，在左洞庭、右彭蠡一带又逐渐强盛起来，号称"三苗国"，与尧、舜、禹为首的华夏集团再次发生冲突，经尧、舜、禹三代的不断"征战"，"窜三苗于三危"，"放罐兜于崇山"，"三苗"集团被瓦解，余下主要部分被迫迁入鄱阳、洞庭两湖以南的江西、湖南崇山峻岭之中，被称为"荆"、"荆蛮"或"荆楚"，这是苗族历史上的第二次迁徙。

"三苗"是蚩尤余部南迁后建立起来的部落联盟或国家。梁启超先生说"三苗九黎，一族两名。"古代的族，大抵因国得名，好像后来的秦族、汉族一样。蚩尤战败，九黎的主体部分未受损伤，迁至长江流域以后，发展很快，占据地盘也很大。《尚书地理今释》："'三苗'今湖广武昌岳州二府江西九江府地。史记正义曰，吴起云三苗之国左洞庭而右彭蠡，今江州、郑州、岳州也。"此族（苗）最初之根据地，《左传》指定位置，曰"左洞庭，右彭蠡"，则今湖南之岳州、长沙，湖北之武昌以及江西之哀州、瑞州、临江、南昌、南康、九江，是其根据地。这些地方，土地肥沃，气候温和，不亚于黄河流域。苗族迁居这一带后，平安地度过了几百年。

到尧舜时期，尧时才有"三苗"的专称，也就是说"三苗"

在尧时即已立国。“三苗”曾参加尧的华夏联盟，成为联盟成员之一，其首领欢头代表“三苗”参加华夏联盟议事会，故曰“欢头尧臣”、“干戈不用三苗服”，说明“三苗”与尧舜为首的华夏集团曾有过一段和平的时期。后来，“三苗”势力发展很快，尧为了巩固自己的统治地位，借故“三苗”“在高辛之衰，又复九黎之德”，向“三苗”发起进攻，打了许多年的仗，到尧在位时的七十六年（公元前2208年），才把“三苗”打败。尧“放欢头于祟山”，“窜‘三苗’于三危”。

“尧末年德衰，为舜所囚”。舜夺取华夏联盟的领导权后，更是变本加厉地向“三苗”进攻。在长江战败而溃散的苗民，溯湘江而上，舜丝毫不肯放松，“御驾亲征”，亲自带领一批人马，杀向苍梧而来。《史记》云：“舜崩苍梧之野”，《淮南子·修务训》曰：“舜征三苗，道死苍梧。”舜死后，禹继位。他施行兵工政策，把华夏联盟的大兵，不是开去进攻“三苗”，而是一齐开去治水。禹的这一举动，不仅一般民众就是其他部落乃至“三苗”，都因此感动，愿与夏禹合作。当时“三苗”部众生活于长江流域，治水工程如若没有“三苗”的参加，禹治水是不能成功的。流传在川南苗族的《古史传说》说：夏禹曾向“三苗”下战书，要与之决战，当时“三苗”指出：洪水泛滥，九河急需疏通，你若要与我交战，疏通九河任务何时才能完成？夏禹遂罢战而联合“三苗”共疏九河。

“三苗”在配合禹治水工程中是作出贡献的。夏禹治水成功后，抽出大兵，向“三苗”集团发起总攻。禹认为“三苗”生活于长江流域，对自己的统治随时起着威胁作用，要巩固自己的地位，就必须解除腋下之患。夏禹大有灭绝“三苗”之势，“七旬有苗格”，战争持续七十天左右。“三苗”终于被彻底打败，这次战争十分残酷，“‘三苗’之亡，五谷变种，鬼哭于郊”，“‘三苗’将亡，天雨血，夏有冰，地坼及泉，青龙生于庙，日夜出，昼日不出”，“三月不见日”，“三苗”遭杀戳之惨，苗族有生力量基本被歼灭，有一部分被俘虏奴役，而另一部分苗人，则被逐出部落所在地区，继续向南逃。这一部分向南逃的苗族，逃到江西、湖南，便在崇山峻岭之中隐居下来，经过若干年的发展，又以“南蛮”、“荆楚”的名称出现，这就是苗族历史上的第二次迁徙。

3. 第三次迁徙

禹伐“三苗”的残酷战争以后，“南蛮”、“荆蛮”、“荆楚”、“楚荆”等不同的称呼都是泛指苗族人们的共同体。她的前身，还是“三苗”。历商、周至战国后期，“三苗”后裔又在“蛮”、“荆”、“楚”的名称下出现。苗族从湖沼地带迁到绵亘山区，自然条件改变了，从头做起，创造自己的生活环境。后来，他们的社会经济又日益发展起来。继夏朝而起的是商朝。《竹书纪年》载：“商师征行洛，克之。遂征荆，荆降；”《诗经·商颂·殷武》载：“挞彼殷武，奋伐荆楚。”商王朝也对“三苗”后裔“荆蛮”、“荆楚”进行过多次征伐。代商而起的是周王朝，周昭王亲身率兵到丹、汉一带伐楚，遭到惨败；周穆王也亲自到九江伐楚；周宣王则派大将方叔大规模伐楚。然而，荆楚不但没被消灭，反而在周末时又强盛起来。春秋战国时，发展成为“五霸”、“七雄”之一楚国的主体居民。

春秋至战国时期，兵连祸结，给苗族人民带来不少灾难。秦灭楚后，苗族大量向西向南迁逃，他们中的大部分涉澧水、溯沅江，进入武陵和五溪地区。五溪即㵲水，流经贵州的黄平、施秉、镇远、岑巩、玉屏和湖南的新晃、芷江、怀化等县。沅江还有一条最长的支流叫清水江，发源于黔南的云雾山流经黔东南，至湖南黔城与㵲水汇合为沅江。有的苗族由五溪进入广西大苗山，然后沿都柳江北上进入黔东南，有的迁得更远，到海南岛。沿㵲水西迁的苗族，则到了贵州、四川等地。这就是苗族历史上的第三次大迁徙。

4. **第四次迁徙**

春秋战国时期，由于战争频繁，苗族大部分定居武陵郡，被人们称为“武陵蛮”，因地处五条河流地区又称“五溪蛮”，秦汉至唐宋时期，封建王朝又对“武陵蛮”、“五溪蛮”采取一系列大规模的军事行动，迫使苗族再度向西边迁徙。大部分进入贵州、四川、云南。这是苗族第四次迁徙。

秦始皇统一中国后，加强封建专制主义的中央集权，在全国范围内推行郡县制度。《后汉书·南蛮传》云：“秦昭王使白起伐楚，略侵南夷，始置黔中郡。汉兴改为武陵郡。”在当时设置的黔中郡内，就包括有苗族主要居住地的沅、辰、五溪地区。汉高宗五年，改黔中郡为武陵郡。秦汉时期僻处山区的“武陵蛮”，有了一段休养生息的稳定发展时期。到西汉末年，“武陵蛮”已形成一股强大的势力而引起封建王朝的注意。《后汉书-南蛮传》又云：“光武中兴，武陵蛮特盛。”东汉政权建立，光武中兴，亟思以威力迫使西南各族接受其统治，而武陵郡相距甚近，首当其冲。建武十九年（公元42年）光武帝派武威将军刘尚带领大军溯沅江而上，取道武破，进攻武陵蛮。武陵蛮据险以御，刘尚不能进，无所得而还。建武二十四年（公元48年），光武帝又派刘尚再次攻打武陵，结果被武陵全部歼灭。建武二十五年（公元49年），继续派李嵩、马成率兵攻打武陵五溪蛮，又被武陵人民扼险击溃。光武震怒，即派伏波大将军马援，率大兵四万，大举向武陵进攻。武陵人民在“壶头山”（今湖南沅陵东）“乘高守险”，阻止马援军队八个多月，官兵因疾病而死亡者大半，马援也病死军中。从建武十九年起，官兵连续四次进攻武陵五溪蛮。虽然战争在沅陵以下进行，但聚居在沅陵以上广大地区的苗族，为了支援战争，所有粮食消耗殆尽引起了灾荒。当马援统率大兵进攻时，军威正盛，军行所至，对武陵人民大肆杀戮。以后因为“郡县徭役失平”，汉王朝又对武陵地区“增其租税”，使“满怀怨恨”的武陵蛮又多次掀起反抗斗争。由于东汉王朝一再出兵围剿，苗族人民大量遭到屠杀。灾荒兵祸，不少人再度向西、向南迁徙。

三国时，孙权遣太常潘浚领兵五万“讨武陵蛮夷”。东晋时期，杜艘领导数万荆湖游民起义，并联络五溪苗族共击官兵，荆州刺史陶侃两次带兵入五溪镇压。刘宋元嘉二年（公元425年），“五溪蛮”起义，刘宋王朝派将军沈攸之进剿，将俘掠人口强行“迁于建康（今南京）以为营户”。元微元年（公元473年）封建王朝对五溪地区苛勒重赋，规定每户“输谷数斛。”次年，荆州刺史沈攸之复“以讨蛮为名，大发兵力……赎罚群蛮太甚，又禁断五溪鱼盐，群蛮怒叛”。唐开元十二年（公元724年），“溪州蛮”覃行琼率众反，朝廷以宦官杨思勖为黔中道招讨使，“率兵六万往，斩首三万级。”北宋王朝常派大臣出巡五溪，他们常“邀功生事，擅杀蛮人。”熙宁五年（公元1072年），中书检正官章惇统兵至沅州（今湖南芷江）、微州（今湖南会同、靖县一带），直达融州（今广西融水县），“沿途设官屯兵，列布砦堡”，到处募役、征兵、派款、恣意杀掠，以致“荆湖南北两路为之空竭，民不安生。”总之，秦汉乃至唐宋时期，封建王朝不断地向“武陵蛮”、“五溪蛮”用兵。大兵的“征辆”，沉重的赋税，迫使“五溪蛮”流离失所，向五溪深处，再度西迁。一支沿着㵲阳江西上，迁至思州（今贵州岑巩县）以及思南等地，“汉时思南等地，尚陷武陵蛮中。”“府旧为蛮夷所用，自（田）佑恭克服之后，芟荑殆尽。”另一支沿着沅溪（今清水江）西上，迁至黔东南地区。苗族先民到黔东南后，见此地山高谷深，江汹岩险，不能飞度的两岸绝壁，“猿猱欲上愁攀援。”是一个与外界隔绝，躲避兵祸的好地方，便在这里定居下来。其中的一部分迁得更远，进入黔北、黔西、川南和云南、广西，分布比较分散。这就是苗族历史上的第四次迁徙。

5. 第五次迁徙

元明清时期，由于兵祸及天灾等原因，主要是由于战乱，苗族继续从武陵、五溪地区迁入贵州、广西和四川，并由贵州、广西及川南经过不同路线进入云南，又由云南、广西迁入越南、老挝和泰国。这是苗族历史上的第五次迁徙。

自“三苗”被打败后，苗族的共同地域瓦解。又经秦汉至唐宋时期的不断迁徙，到元明清时期，苗族居处已经相当分散。湘、川、黔、滇、桂、粤等地区，都有苗族居住。其分支繁多。

元人统一中国后，它把中华民族分为四等，把包括苗族在内的南方人视为最后一等。民族歧视与民族压迫比先朝有过之而无不及。在元朝统治的一百多年，饱受苦难的各族人民屡次被迫掀起抗暴斗争。“至元二十四年（公元 1287 年）广东邓犬獠、刘大獠、肖大獠、阎大獠、曹大獠（诸人自当有名，恶号疑元官所加）相继起义。二十五年，贺州民众七百余人，畲族民众千余人，……纷纷起义。二十六年畲族邱大志集众千余人起义。二十九年，湖广辰州起义。”这是汉族和其他民族的起义。苗族更是起义频繁，至元二十五年（1288 年），湖南苗族啸聚四望山，还尚未宣布起义，行省左承刘国杰即率军把他们打散。二十七年，贵州苗族三千余人，揭起反元旗帜，杀死官兵及大小贪官污吏百人以上。消息传到湖南，湖南苗民响应，至元三十年，巴港何世雄占澧州，泊崖洞田万顷、捕木洞孟再师占辰州。延佑二年，柳州爹徭亦揭起反元旗帜。六年，广东苗徭龙郎庚，招兵买马，大肆活动，影响所及，如常德、澧州、沅陵、辰州一带苗徭，均遥为声援。至治二年，八番、顺元及静江、大理、威楚诸路苗徭，一时蜂起。各路官兵，均惧迎敌。元成宗皇帝为要“扬国威于域外”，于大德四年（公元 1300 年），出兵攻打“八百媳妇国”，大军经过黔中地区，“恃其威力，虐害百姓”。次年，苗族人民在宋隆济的领导下，组织武装反坑，接着水东、水西、乌蒙等地苗族亦纷纷响应，结果被元朝派大兵镇压。两年的战火，使千家万户的苗族人民家破人亡，流离失所。

公元1368年，明朝取代了元朝，而对于苗族人民的镇压，还是没有两样。在湖广方面，太祖洪武三年（1370年），讨慈利蛮覃垢连。五年征三十六洞散毛。景泰六年，征湖广苗蒙能，围攻龙里、新化、铜鼓诸地。天顺五年，城步苗瑶僮起兵，攻横水、城溪、莫逆、中平诸寨，大军深入苗疆、攻破百余寨，焚毁三千家，斩首三千三百余人。正德七年，巡抚御史刘丙率兵深入，纵火焚山，苗人除死伤外，败退于天生崖、六龙山一带，斩首八百九十余人。嘉靖二十年，平头苗人龙桑科率众造反大获其胜。

在贵州，洪武三十年（公元1397年），林宽率领所部攻龙里，景泰元年，苗蛮越聚越多，在二十万以上，占领地区，东至沅州、南至武冈，北至播州。宏至七年，都匀苗乜富架、长脚等起义，明朝廷命邓廷瓒提督征讨。

另在贵州，天顺三年（公元1459年）黔中苗族干把珠等起义失败后，有四千四百九十人被杀，五千五百个妇女被俘往他乡。万历年间明朝用兵平定播州土司杨应龙之乱时，许多苗族、仡佬族遭屠杀，被迫逃走，战后幸存仅“十之二”。为了“开边”，明王朝在黔东南和贵阳、安顺等地大量安屯设堡，强使许多苗族人民迁居。贵州苗族迁往云南的不少，如《邱北县志》第三册载该县“苗人二千余，明初由黔省迁入”。

清朝廷对苗族人民的歧视与压迫尤为深重，军事镇压也更为残酷。在经济上，在苗区安设屯田，强夺农民田地；在政治上，实行“改土归流”，设置流官统治；在军事上，到处建立营汛屯堡，苗族人民不服，就坚决镇压。苗族历史上所爆发的三次大起义，即黔东南的雍乾起义、湘黔边的乾嘉起义、以张秀眉为首的咸同大起义，都发生在清朝统治时期。清康熙年间，吴三桂起兵反清，清廷为平定吴三桂叛乱，派平寇大将军贝子章等率兵三十余万，由川、黔、桂入滇，“血战相持者近两年，先后屠戮者百余万”。“兵至，辄屠其人，火其居，掠其子女”，造成“遍野榛芜，徙堪牧马”，“往来大路，桑麻久废，鸡犬无闻”的惨状。

清雍乾年间，贵州包利、红银领导黔东南苗民起义，遭到清政府的残酷镇压。起义失败后，不少苗民被迫四处逃亡，以致不少地方出现“有十去其五六或八九者”的荒凉局面。贵阳、安顺、黔西南操中部方言的苗族，大多是在这段时间从黔东南迁逃去的。

清乾嘉年间，湘黔边苗族在石柳邓、石三保、吴八月等领导下，举行起义。清廷派大兵围剿。起义失败后，湘西、黔东北的苗族不少人逃入黔中、黔南等地，有的被作为俘虏押往北京，关入西山黑牢，服各种劳役，谓之“苗营”（在今门头村），清政府筑城将他们围住，仅留一拱门出入，并派兵监守。

清咸同年间，贵州苗族人民在张秀眉等领导下，举行大起义。这时清政府正忙于对付震惊中外的太平天国起义，使咸同苗民起义得以维持二十余年。清廷把太平天国起义镇压后，调集五省兵力，镇压咸同苗民起义。为时二十余年的“咸同大起义”失败后，贵州“上下游废田不下数万顷，流亡可复者仅十之二三……降苗所存户口较前不过十之三”，“其民则逃亡转徙，百里无烟。”赤水、仁怀一带，“数百皆成荆棘，出示川境招抚流亡之后，乃渐有耕作者”。苗族同胞不愿坐以待毙，他们挟老携幼，肩挑着小孩，手捧着蚕种，翻山越岭向黔西南迁徙。其中部分经兴义转入云南文山地区，一部分经黔中南迁入安顺地区。滇东北的苗族，有的也在这时移入战乱后人少地荒的毕节、大方、黔西一带。

此外，清朝政府的苛虐赋税、苛虐刑法，也使得苗族人民远徙他方的不少。“叙永、永宁，旧为苗人故居，凡土著皆苗人，今皆窜居三谷”，他们“转徙不恒，为人雇役垦田，往往负担逃去。清律明确规定：“凡土蛮瑶僮苗人…所犯系死罪，将本犯正法，一应家口父母弟子侄具令迁徙。如系军流等罪，将本犯照例枷责，仍同家口父母兄弟子侄一并迁徙”。因如此法律，也使得众多的苗民背井离乡，寻找安全地带迁徙。

在清朝统治时期，很多苗民远迁至东南亚国家。越南学者琳心根据在越北自治区和文县的调查，他认为越南的苗族大多数来自贵州省。他把苗族由中国进入越南的过程分为三个时期：17世纪至18世纪初（明末清初），贵州有80户苗族因反改土归流失败而迁入越南河江省同文县；18世纪末至19世纪初（清朝乾嘉时期）贵州苗族起义失败后，贵州、云南和广西的苗族分两路迁入越南的同文县，老街省北河县和泰——苗自治县；19世纪中叶，即太平天国起义期间，有一万多苗族从贵州、云南和广西迁入老街、河江、安沛和泰——苗自治县等地。苗族在老挝被称为“老松人”，他们大约于19世纪初迁入老挝北部山区，法国学者杨沫丁认为苗族进入老挝的时间是1810～1820年之间。1850年，他们已经在琅勃拉邦扎住了根。有人认为，当时进入老挝的苗族有5万人。苗族迁入泰国的时间要晚一些，1894年，麦克锡在记叙他访问泰国北部山区的经历时写到：苗族“在8年前才越过湄公河”，进入泰国境内。勒巴在1964年指出：“苗族在大约前50年间直接从老挝，或由老挝经缅甸进入泰国”。1976年，格迪斯根据他在泰国北部的实地考察得出结论：苗族是在前100年间迁入泰国的。至此，苗族历史上的大迁徙运动基本结束。

1975年至1984年，由于印支局势的变化，在东南亚居住的一部分苗族成为无家可归的难民。在泰国政府和联合国的帮助下，将这些难民输送到第三国。苗族又从这条渠道迁移到西方国家，其中迁到美国有6万多人，法国约6 000多人，法属圭亚那有 1 300 多人，其余还有几百人迁到加拿大、澳大利亚、德国和阿根廷等国。

第三节　人口分布

据 2000 年的第五次全国人口普查资料统计，全国有苗族 8 940 116人，人口总数位居全国少数民族的第四位。大多分布于黔、湘、滇、渝、桂、鄂、川、粤、琼九省（区、市）。其中贵州省的苗族人口最多，有 4 299 954 人，占全国苗族人口的将近一半（48.1%），而黔东南苗族侗族自治州是贵州苗族分布最集中的地州级行政单位，此外，毕节、黔南布依族苗族自治州、安顺、铜仁、六盘水、黔西南布依族苗族自治州、贵阳、遵义等地、州、市的苗族人口也不少。湖南有苗族1 921 495 人，主要分布在湘西土家族苗族自治州、邵阳地区。云南有苗族 1 043 535 人，分布在全省 87 个县、市，其中文山州、红河哈尼族彝族自治州、昭通地区是主要聚居区。重庆市有苗族 502 421 人，主要分布在涪陵地区和宜宾地区。广西壮族自治区有苗族 462 956 人，主要分布在柳州、河池、百色等地区。湖北苗族有 214 266 人，主要分布在鄂西土家族自治州。四川省有 147 526 人。广东省有120 606人。海南省有 61 264 人，主要分布在通什市属各县。在北京市和全国其他省、区、市，还有数万苗族散居。

新中国成立以后，为了保障苗族和全国各族人民一道行使当家作主的权利，国家先后在苗族比较集中分布的地区建立了各级民族自治地，其中苗族与其他民族组成的联合自治州有 6 个，即：黔东南苗族侗族自治州、黔南布依族苗族自治州、黔西南布依族苗族自治州、湘西土家族苗族自治州、恩施土家族苗族自治州、文山壮族苗族自治州。联合自治县有 19 个，即：湖北的恩施土家族苗族自治县，湖南省的靖州苗族侗族自治县，广西壮族自治区的龙胜各族自治县、隆林各族自治县，海南省的保亭黎族苗族自治县、琼中黎族苗族自治县，重庆市的秀山土家族苗族自治县、黔江土家族苗族自治县、酉阳土家族苗族自治县、彭水土家族苗族自治县，贵州省的道真仡佬族苗族自治县、务川仡佬族苗族自治县、印江土家族苗族自治县、威宁彝族回族苗族自治县、关岭布依族苗族自治县、镇宁布依族苗族自治县、紫云苗族布依族自治县，云南省的禄劝彝族苗族自治县、金平苗族瑶族傣族自治县。单一民族自治县有5个，即：云南省的屏边苗族自治县，贵州省的松桃苗族自治县，广西壮族自治区的融水苗族自治县，湖南省的城步苗族自治县、麻阳苗族自治县。此外，还先后建立了229个以苗族为主体民族或苗族与其他民族联合自治的民族乡、镇。

第四节 语言文字

一、语言

苗族大约有90%的人都以自己的母语作为日常生活中的主要用语。苗族的分布，在村寨或乡的范围内，大多为小聚居区，在各县、市范围内，大多为苗汉杂居或苗族与其他少数民族杂居。又因不断迁徙，所以苗语方言土语的分布情况很复杂。

苗语属汉藏语系苗瑶语族苗语支，苗语分为3大方言，7个次方言，22种土语。湘西方言（东部方言）：主要通行于湘西土家族苗族自治州，黔东北的松桃苗族自治县，湖北的恩施、宣恩、来凤、咸丰，重庆的秀山、酉阳、彭水等县。该方言分5种土语，即泸溪北部、吉首、古丈土语，龙山土语，花垣、保靖、宣恩土语，松桃、凤凰、麻阳、新晃、秀山、南丹、河池土语，泸溪县大章、小章土语。黔东方言（中部方言）：主要通行于黔东南苗族侗族自治州，广西融水苗族自治县，三江侗族自治县，贵州安顺地区和黔西南布依族苗族自治州的部分苗族中。该方言也有5种土语：东部土语分布在锦屏县的偶里、彰化、文斗、河口、新民、固本等地；南部土语分布在从江县的加车、西山，黎平县的地坪、滚董、高青，榕江县的八开等地；西部土语分布在凯里、台江、剑河、麻江、丹寨、三都等县（市）的村寨；北部土语主要分布在黄平、施秉、镇远、福泉各县（市）村寨，清镇、平坝、镇宁、关岭、兴仁、安龙、贞丰、册亨、望谟等县（市）亦有零星分布；中部土语分布在雷山县的西江、黄里等地。川黔滇方言（西部方言）：主要通行于贵州中部、南部、西部、北部和川南、桂北以及云南全省。该方言又分8种土语，即：叙永、古蔺、金沙、赤水、大方、毕节、镇雄、文山、屏边、固旧土语，织金、水城、隆林、睦边、广南土语，纳雍、赫章土语，彝良、大关、禄丰、曲靖、昆明、紫云、普定土语，平凯土语（平坝、贵阳等地），惠高土语（惠水、贵定等地），紫宗土语（紫云、长顺、罗甸等地），龙洗土语（龙里、瓮安、福泉等地）。上述苗语方言、次方言和土语是比较而言，其间相通部分在60%以上。此外，还有几十万人操汉语、侗语、瑶语、布依语、壮语和其他兄弟民族语言。

其中，贵州苗语各方言的土语分布情况如下：

东部方言有2种土语：东部土语在省内没有分布；西部土语分布在松桃苗族自治县和铜仁市的部分村寨。

中部方言有5种土语：东部土语分布在锦屏县的偶里、彰化、文斗、河口、新民、固本等地；南部土语分布在从江县的加车、西山，黎平县的地坪、滚董、高青，榕江县的八开等地；西部土语分布在凯里、台江、剑河、麻江、丹寨、三都等县（市）的村寨；北部土语主要分布在黄平、施秉、镇远、福泉各县（市）村寨，清镇、平坝、镇宁、关岭、兴仁、安龙、贞丰、册亨、望谟等县（市）亦有零星分布；中部土语分布在雷山县的西江、黄里等地。

西部方言划分为7个次方言，各次方言除滇东北次方言外又包括有许多土语。川黔滇次方言分第一土语和第二土语，第一土语分布在金沙、赤水、仁怀、遵义、息烽、毕节、纳雍、黔西、大方、织金、普定、普安、兴义、镇宁布依族苗族自治县、安顺、六盘水等县（市）及贵阳的少部分地区。第二土语分布在水城特区、纳雍、赫章、大方等地。

滇东北次方言分布在威宁彝族回族苗族自治县、紫云苗族布依族自治县、镇宁布依族苗族自治县，普定、织金、黔西等县和水城特区。

贵阳次方言分3种土语：北部土语主要分布在贵阳市郊区、平坝县的林长，金沙县的木沙、笔架、宗平，黔西县的重新、石平，镇宁布依族苗族自治县的新场及贵定县的部分地区。西南部土语分布在平坝马场、夏云、昌河及清镇市的中八、后六、芦笙，安顺市的张家屯、平寨、旧州、刘官，长顺县的广顺及贵阳的花溪区等地。南部土语分布在安顺市和镇宁布依族苗族自治县的部分地区。

惠水次方言分4种土语：北部土语分布在花溪区高坡、惠水县羊场及贵定县的塘堡、平伐等地。西南土语分布在惠水县的雅水、断杉及长顺县的摆塘、中果等地。中部土语分布在惠水县的摆金及长顺、紫云苗族布依族自治县的部分地区。东部土语分布在惠水县的高摆榜和平坝县的西关等地。

麻山次方言分4种土语：中部土语分布在紫云苗族布依族自治县的宗地、妹场、打郎、红岩、猫场、茅坪，望谟县的麻山、乐宽等地；西部土语分布在望谟县的打易、翁道，紫云苗族布依族自治县的四大寨等村寨；北部土语分布在长顺县的敦操、斗省、交麻，罗甸县董王，惠水县打引等村寨；东南土语分布在罗甸县大亭乡小苗寨。

罗泊河次方言分布在福泉、贵定、开阳、凯里、龙里、贵阳市乌当区等地部分村寨。罗泊河次方言分两种土语：东部土语分布在福泉市干坝、王卡、仙桥、沙平，贵定县新铺、光明、宝山、新巴、定东，开阳县羊场，龙里县洗马，凯里市石板寨等地；西部土语分布在龙里县的哪旁乡、谷冰乡、谷龙乡、三元乡，贵定县的马场河乡，贵阳市乌当区下坝乡上卡堡、永乐乡等地村寨。

重安江次方言分布在黄平县的重安、崇仁及凯里市的龙场、狗场、龙山、碧波等地。

二、文字

历史上，苗族未曾有过自己通用的文字，虽民间传说苗族曾有过文字，但一直到现在，我们未曾找到佐证。清朝时期，湖南省花垣县的苗族秀才石板塘借用汉字创造了湘西方块苗文；1945年以前（抗日时期），苗族学者石启贵为湘西苗族创造了一种文字；民国时期，澳大利亚牧师胡托在凯里旁海用汉文注音字母创造了苗文字。19 世纪初，英国传教士柏格理到威宁一带传教，为传教的需要，他和苗族教徒杨雅各、汉族教徒李司提反等帮滇东北方言的苗族创造了苗文，以上几种苗文除柏格理苗文外均未曾普遍推行使用，现早已销声匿迹。1956 年以前，除滇东北地区以外，苗族广大地区都处于没有文字的状态。

1956 年，中国科学院少数民族语言调查队来贵州调查研究苗语后，创制了三种苗文，改革了一种苗文，由“苗族语言文字问题科学讨论会”的全体代表一致通过苗文经过试验推行和数次修改，现已趋于完善。

苗文是拉丁字母式的拼音文字，字（音节）由声母、韵母、调母组成，四种苗文的声韵调都由 26 个拉丁字母组成。下述四种苗文的文字方案：

1）湘西苗文　适用于苗语东部方言地区，文字以湖南省湘西土家族苗族自治州花垣县吉卫乡苗语为标准音。

湘西苗文声韵调表

（1）声母：b　p　nb　m　hm　f　w　b　pl　mpl　ml
d　t　nd　nt　n　hn　hl　l　z　c　nz　nc
s　zh　ch　nzh　nch　nh　sh　r　j　q　nj
nq　x　y　g　k　ngh　nkh　h

（2）韵母：a　o　e　ea　ao　eu　ou　ei　en　an　ang
ong　i　iu　ia　io　ie　iea　iao　ieu　iou
in　ian　iang　iong　u　ua　ue　uea　ui　ueu
uou　un　uan　uang

（3）调母表

调母：b　x　d　l　t　s

调类：1　2　3.7　4.8　5　6

调值：33　31　44　22　53　42

湘西苗文举例篇：

Mex jul ndeud xongb jid gub rut！boub ghob xongb mex ngheub jex jul nangd sead，pud jex juI nangd lis. hant nend doub nix boub max rut wenx huab，max nend mex jul ndeud xongb geud lol jid janb，doub jex mex max nongd max ranx jul。

汉译：有了苗文真是好！苗族有唱不完的古歌，诵不完的理词，这些传统的苗族文化，用苗文记载下来，会千古流传在民间。

2）黔东苗文：适用于苗语中部方言地区，文字以贵州省凯里市挂丁养蒿寨苗语为标准音。黔东苗文声韵调表如下：

（1）声母：b　p　m　hm　f　hf　w　d　t　n　hn　dl
hl　l　z　c　s　hs　r　j　q　x　hx　y　g
k　ng　hv　v　gh　kh　h

（2）韵母：a o e u ao ee en
ang ong ia io iu ie iee iao in iang
iong ui ua u un uang

（3）调母表

调母：	b	x	d	I	t	s	k	f
调类：	I	2	3	4	5	6	7	8
调值：	33	55	35	11	44	13	53	31

黔东苗文举例篇：	汉译：
hfud dongd lot hxib mux.	年代古老时长久，
hfud zaid dongt zab nix；	起房先立五根柱；
bat bat dingl dis naix.	不枉人生一辈子，
liek det diangl ghab jongx；	像树生长有根子；
diot hxak wil ib laix.	唱歌我也算一人，
《hxak bal diel》ghab benx；	要唱反歌我得行；
liek ghet did diel leix，	像个汉人写汉字，
liek seid yol kib bax；	像只蝉儿振翅鸣；
wil diot dliel hxib mux，	今天我唱卯年歌，
niangx hniut hfaid fangb nix；	苗家造反方旎河；
ghuk dol daibmais bangx，	呼起‘妹榜’众儿郎，
zangb xongt mil lens dax……	张秀眉起义反清王…

3）川黔滇苗文：主要适用于苗语西部方言川黔滇次方言川黔滇土语地区，文字以贵州省毕节市燕子口镇大南山寨苗语为标准音。

（1）声母：b p np m hm f v bl pl npl d t
nd nt n hn dl tl hl l z c nz nc
s dr tr ndr ntr zh ch nzh nch sh
r j q nj nq ny hny x y g k ng
nk ngh nkh h w

（2）韵母：i e a o u er eu ai ao ou en an
ang ie io iu iao in ian iang ui ue
ua uai un uan uang yu

（3）调母表

调母：	b	x	d	l	t	s	k	f
调类：	1	2	3	4	5	6	7	8
调值：	43	31	55	11	44	24	33	13

川黔滇苗文举例篇：

Ngoux hnob zhit deuf bleul ghangb ndox duax，let gas dout dol nik nzil lout ghaib duaxhot，dol nik nzil lout ghaib duaxhot nax bib lot，ngoux hnob deuf ndaot ghangb ndox duaxZOS. Dol nik nzil lout ghaib duax hot nax bib shuab，ndrous hlit deuf ndul ghangb ndox yat-duax zos. Dangd nad keuk lab zhit drout dol nik nzil lout ghaib dot dlangb hmaot，keuk lob nik ruas guab ZOS drout dol nik nzil lout ghaib dot dlangb hmaot. Dol nik nzil lout ghaib zeux jaox zhit zeux ndongt，keuk drongb duk hout，hnad duk ngoux hnob。

汉译：太阳没有从东方出来，就叫大公鸡来喊，大公鸡来喊了三声，太阳从东方出来了。大公鸡又叫三声，月亮也从东方出来了。这时拿什么给公鸡做纪念，拿把刺桑木梳子给公鸡做纪念。公鸡会拿不会戴，把梳子背背对着头，把梳子齿齿向太阳。

4）滇东北苗文：适用于苗语西部方言滇东北次方言地区，滇东北、黔西北是该苗文的主体地区，文字以贵州省威宁彝族回族苗族自治县石门坎苗语为标准音。滇东北苗文有两种拼音文字，其一是拉丁字母式的新苗文，是1956年老苗文的改革方案；其二是老苗文，文字由英国基督教传教士柏格理和威宁苗族知识分子杨雅各等人于1905年共同创造的，这两种苗文当今都在共同使用。滇东北新苗文声韵调表：

（1）声母表

新苗文：	b	p	nb	np	m	hm	f	v	d	t	nd	nt	hn
	dl	tl	ndl	ntl	hl	l	z	c	nz	nc	s	r	dr
	tr	ndr	ntr	nr	zh	ch	nzh	nch	sh	j	q		
	nj	nq	ni	hni	x	y	g	k	ng	nk	ngg		
	hngg	hx	gh	kh	ngh	nkh	h	w					

（2）韵母：i e a o u w yu ie eu ai ao ua ang

（3）调母表

调母：	b	x	d	l	t	s	k	f
调类：	1	2	3	4	5	6	7	8
调值：	55	35	55	33/11	33	53/31	11	53/31

滇东北苗文举例篇：

新苗文 Jeus ndeud raot，jeus ndeud raot，jeus ndeud hit faib ad box ad yeus，hit faib ad hlak ab laol，jeus ndeud jaob，ad sieb ndlaos，max dlangx ros，max kaot kaod，ndros cat zhangd hmaob xis jab cok bib vuf yif gos hxul hxul raot。

汉译：读书好，读书好，读书不分男和女，不分老和少。多读书，知识广，有技术，有能力，才能与各民族共同把我们国家建设得更好。

第二章　社会经济

第一节　农　业

汉至宋代长达一千五百年的时间里，苗族的农业生产发展的程度极不平衡。秦汉时，黔东北和黔东南一带苗族，就普遍以农业生产为主，兼林畜牧业和狩猎。《汉书·地理志》记载，武陵郡的农业生产是“火耕水耨，民食鱼稻，以渔业山伐为业，瓜果蠃蛤，食物常足”。唐宋时期，黔东南与湖南、广西接壤的部分地势低洼地区还可以一年生产两季，“稻粟再熟”，耕地面积也有所增加，粮食生产，渐能满足低水平需要。但是，偏僻的山区，生产还相当落后，“焚山而耕”的广种薄收局面仍未改变。宋代黔东南仍是“不以牛耕，但为畲田（即火耕水耨），每岁一易”。

贵州中西部苗族其先期苗民被封建王朝击败，被迫逃到“昆明”族人奴隶主辖区，被迫作为奴隶。“昆明”奴隶主指定他们一部分居住山头，开荒种地，定期服役；另一部分则在奴隶主衙门附近聚族而居，听差服役。到北宋时期，蛮州（今贵州开阳）领主宋景阳从“昆明”奴隶主手中夺取矩州，使牂牁郡境内除黔西北外的地方摆脱了奴隶制而进入封建领主制度，农业生产得以发展。并且由于其农业自然条件较好，农业生产技术进步较快，稻田生产不但面积扩大，而且技术和经验日积月累，产量不断提高，坡地种麦也不少。而黔西北的苗族农业生产没有什么发展进步，但畜牧业却开始逐步发达起来，使之与相连的滇东北地区一样，到唐代时已成为“邑落相望，牛马蔽野”的地方。

苗族一些地区的土司制度到明代就已发展完备，清初继承。苗族的农业生产也得到了进一步的发展，尤其是与汉族杂居的地区，生产技术和产量都得到了进一步的提高。黔南都匀一带的苗族，已普遍使用了牛耕，“坡耕水耨，盈盈其间”。黔东南清平、镇远、偏桥一带，“其地产香稻，圆而实大”。与此同时，耕地的垦殖和培育也进了一步，黔南广顺州猫场堡一带已开垦成为“膏腴之壤”了。

土司统治时期的贵州西部苗族，尤其是黔西北的苗族，由于历史传统以及地理条件的原因，农业生产进步不大，而畜牧业却发展比较快。元代时，全国共有十四道牧地，彝族苗族较多的亦溪（今黔西北地区）就是其中的一道。明朝天顺三年（公元1459年），贵州中南部苗族首领干把珠起义，骑兵比步兵多，可见当地苗族养马不少，畜牧业很发达。

清王朝以“改土归流”之名武力控制贵州苗族地区，使贵州苗族的社会经济发生了深刻的变化。一方面，它加强了中原地区与苗族地区的联系，推动了苗族地区的经济和文化的发展；另一方面，在“改土归流”过程中大量残杀苗族人民，烧毁苗寨无数，极大地破坏了苗族地区的生产力，而且，“改土归流”后，强夺苗族的好田地安设屯军，使苗民耕地大量减少，生产条件更加恶化，居住空间日渐缩小。

广大苗族人民不得不另垦荒地，以求生存。所以“改土归流”后的一段时间，贵州大部分苗族地区，耕地面积有所增加了，并且更多地使用牛耕和各种铁质农具，不仅有能力耕种增加的耕地，而且劳动生产率也有所提高，单产和总产都得到增加。如古州地区，一个劳动力一年可生产稻谷“百十担”，约合700~750公斤。一些先进地区，作物的种类增加，有稻谷、玉米、麦类、黄豆、高粱、小米、杂豆等。当然，除稻谷的耕作技术较精细外，其他作物一般都采用“刀耕火种”的方法。除此而外，由于商业发展和自身的需要，经济作物也渐渐有所种植，如棉花、油桐、油茶、苧麻、蓝靛等。

苗族地区农业生产得到进一步发展的同时，屯军强占苗民田地也是触目惊心的。如雍正年间在黔东南苗疆六厅内就安置屯军9个营，29个汛，78个塘，驻绿营兵6 000多名。到乾隆二年（公元1737年），绿营军增加到15 000名，又建屯堡109座，安置屯军8 939户，连同家属约4万余人，共占田536 340石。所谓“屯田皆膏腴”，黄平各地“其田之上者，尽属屯军，余之田皆山头地角，水易湿而旱易干”。随着时间的推移，屯军逐渐演变成汉族地主，在鸦片战争爆发之前就已利用各种手段大量兼并苗族农民的土地。

“苗人穷苦居多，其田土大部为汉家所盘剥”，很多苗族农民被迫沦为佃户。如遵义苗族多种汉族地主的土地，“或为佣田，或耕山土”，真州（道真）苗族“咸依汉户耕作”。贵阳、安顺苗族大多租用汉族地主土地，“往往负租而逃”。松桃在设厅之初，全境“只西南部属汉民，其他四至无非苗有者，不久亦被夺占”。

与云南、四川接壤的贵州西部和西北部苗族地区，由于“改土归流”不彻底，保存下来的长官司和土目较多，苗族农民多为租种彝族土目的土地，租赋繁重，农业生产无多大发展，生活也非常困难。

1840年鸦片战争爆发，中国的社会经济发生了巨大的变化。随着鸦片战争后商品货币关系的发展，进一步刺激了地主阶级的贪欲，使土地集中现象更为严重。

一些汉族地主和商人，通过贸易和各种渠道，深入苗族地区寻找财源，掠夺苗族农民的田地。其主要办法是放高利贷。高利贷利息一般是“银利加三，谷利加五”，“遇青黄不接之际，借谷一石，一月之内，还至二三石不等，苗族群众称为“断头谷”。甚至“一酒一肉，积至多时，有变抵田产数十百金者”。有的利息更高，“借谷一石，一月之内，偿一至三五石不等”。债主掠夺田地的手段也很恶劣，有的住进苗寨，酿酒做豆腐，引诱苗族农民赊吃，积年累月，本利结并，就变成一笔大数，“不三四年，田宅妻孥尽为汉有矣”。有些屯军头目，如总旗、百户，以交友为名，欺骗苗族农民到家吃饭喝酒或借钱诱其赌博，数年以后突然算账，利上加利，苗民无力偿还，田产就被他们夺走。有些苗族农民不懂汉语，怕进官府，就请汉族地主“代交田粮，而充偿其数”。久而久之，代交者反而自称为“田主”，称有田农民为“田丁”（即佃户），无形中收田地据为己有。苗族农民进行争辩，地主就以历年官府所给粮单为依据，强词夺理。争讼官府，官府又总是袒护地主，压制农民。据《黔南职方纪略》一书记载，下江、永从、台拱、清江、黄平、八寨、都江、度岭、清平、古州十厅县，共有汉民 8 678 户，而典买苗产者就有 6 263 户，占 72.16%。其中有些地主一户就买“苗产”数百份。黄平不少地方，“苗产尽为汉有，苗民无土可依，悉皆围绕汉户而居，承佃客民田土耕种，昔日苗寨今尽变为汉寨矣”。少数苗族地主，特别是当权派地主，如土守备、土千总、土把总、土舍、土通事之类，也集中和夺取了不少苗族农民的土地。如松桃厅上潮的地主龙从云和瓦窑土千总欧昌德，都拥有 3 000 挑谷子的田地。偏僻的丹江厅，也出现了像通事绍伯寡这样占有 9 000 多挑田地的大地主。丹寨县朱砂村大地主李尊三、马三行、马二皆、龙正煜 4 户，共有田产 30 000 挑，其中马二皆占 13 000 挑。乐章德是天柱县东门首户，田产居全县之冠。

土司时期，居住在黔西北一带的苗族，绝大多数没有土地所有权，土地几乎归彝族土司和少数封建地主所有。苗族农民的农业生产用地，全靠向土司或地主租用。

鸦片战争后，由于外国资本主义商品贸易和资本逐渐进入贵州部分苗族地区，封闭状况被逐渐打破，从而使苗族农民在受到外来力量压迫的同时，在农业生产工具和生产技术方面，也有所进步。如黔东北的铜仁、松桃，黔东南的天柱以及镇远、施秉等地区，苗族农民使用铁质农具不断增多，有水犁、旱犁、木耙、踩耙、薅耙、钉耙、挖锄等。生产技术上，刀耕火种，轮憩丢荒的落后生产方法已大体绝迹。牛耕已普遍，施肥习惯已普及。

但贵州其他地方的苗族农民，生产技术仍然非常落后，耕作制度仍很原始。“苗耕，男妇并作，山多于田，宜谷者少燔榛芜，垦山坡，种芝麻、粟米、麦、豆、包谷、高粱、荞麦诸杂粮，既种三四年，则弃除而别垦。以垦熟者，硗脊故也，弃之数年，地力即复，则仍垦之。”黔西北一带的苗族，由于所居环境都是边远高寒山区，山高坡陡，缺水灌溉，水田极少，都是采取刀耕火种的办法生产玉米、荞麦等。就是在苗族聚居的雷山、台拱一带，牛耕水田也不普遍。在生产上，他们喜栽糯谷，不仅产量低，不易管理，而且收割特别困难。收获糯谷时，都是连穗带茎一穗一穗地抽，一人一天平均摘 120 斤。劳动力少的人家，往往到夏历 11 月份还摘不完。水稻品种单一而无改良，使水稻生产基本上停滞不前。

辛亥革命前，台江县巫脚交苗族村寨共有 165 户，其中，有 61 户（占 37%）相当于“土改”时的中农，有 99 户（占 63%）相当于贫农。没有相当于“土改”时的地主和富农，也没有完全失去土地的农民，最少的一户也有 15 庹田（约合 0.167 公顷）。但到了军阀混战时期，特别是 1924 年的大旱之后，相当于富裕中农、富农、地主的占 14%，相当于中农的占 30%，相当于贫雇农的占 56%。土地的集中主要是地主、乡豪的剥削和侵占，并且多为汉族。主要表现在：①地主增多。在军阀割据下，社会秩序紊乱，豪强乘机崛起，他们自设关卡，自收关税，逐步发家致富而购买土地，成为新的地主。如紫云县的苗族地主罗发祥和汉族地主陆云奇、曾云奇等。②匪霸地主。这种人各地都有，黔东南丹江苗族地主杨昌隆是其中突出的代表。③经商发家的地主。其中以经营鸦片而致富者最为突出。周西成统治贵州时，就公开鼓励种罂粟，鼓吹“有土必种，无烟不富”，种了的要抽“特捐”，不种的要抽“懒捐”。这样，贵州苗族农民不得不大量种植鸦片以应付各种苛税。其结果是，一方面占去了大量的耕地，使种粮食的耕地面积减少，影响农业生产；另一方面，染上烟瘾的苗族农民既损健康，又消耗大量钱财。

抗日战争全面爆发以后，少部分贵州苗族地区的农业生产得到了一定的开发和发展。由于抗日战争时沦陷区人口大量迁入贵州，使部分边远偏僻的苗族地区的荒地得到垦殖。但是，由于国民党政府政治腐败以及抗战等外在因素，苗族地区苛税极其繁重，造成苗族农民经济拮据，生活贫困，农具耕牛缺乏，产量下降，无力进行生产工具的改进和先进生产技术的应用。极个别地区不但没有耕牛，甚至连铁质农具都无力置备。如黔东南从江县加勉乡，铁嘴木锄、木耙、竹刀仍是农业生产的主要工具。该县孔明山地区，铁质农具只有地主、富农家才有，贫苦农民除了柴刀、斧头、铁锄外，普遍使用石耙、木耙、竹刀进行生产。由于自然条件恶劣，生产条件差，生产工具落后，耕作技术粗放，使农业生产费力大而收获少。如贵阳高坡乡 2 000 斤产量的田，每年需人工 435 个，在贵阳市中曹司只要人工 50 个。

1949 年以后，贵州苗族人民在中国共产党的领导下，先后实行了一系列社会改革，使苗族地区的农业生产进入了一个全面崭新的历史发展时期。

1950 年到 1952 年，是苗族地区恢复经济，进行重大社会改革的时期。这三年在苗族聚居地区，主要进行了三个方面的工作：

一是从 1950 年开始广泛深入地开展清匪、反霸、减租、退押的反封建斗争，迅速肃清了国民党的残余武装和土匪，巩固了新生的人民政权，安定了社会秩序。由于在开展清匪、反霸、减租、退押、征粮的“五大任务”中，中国共产党和人民政府根据苗族地区的特殊情况，采取了灵活的政策，得到了苗族各阶层人民的拥护，保护和发展了苗族地区的农业生产。

二是从1951年至1952年，分期分批地开展了土地改革运动，变封建土地所有制为农民个体所有制，实行“耕者有其田”，摧毁了封建剥削制度的根基，解放了农村生产力。土地改革后建立起来的生产关系，解放了几千年来被压抑的农村生产力，极大地调动了苗族人民对农业生产的积极性。

三是帮助农民恢复和发展生产。少数民族地区贸易工作组，由人民解放军武装护送，把少数民族急需的生活用品和农具等生产物资送到边远村寨，并收购农民手中的土特产品，培植农民的购买力。对特别落后的边远地区，政府还派懂农业技术的干部送贷款、送技术帮助他们发展生产。经过人民政府各种措施的帮助恢复和发展生产，尤其是在民族地区执行税收和信贷方面的照顾政策，使苗族地区的农村经济迅速恢复，农业生产的生产工具得到补充和改进，技术上得到提高，农业产量也大有提高。

从1953年开始，在中国共产党的过渡时期总路线的指引下，苗族地区逐步开始了农业、手工业和资本主义工商业的社会主义改造，进入了合作化时期。在合作化时期，苗族地区的农业生产有很大的进步。主要表现在两方面：第一，中国共产党和人民政府帮助苗族农民改进落后的农业耕作技术和耕作方式。主要措施有：①增补和改良农具。在铁质农具非常缺乏而广泛使用落后的竹木农具、“刀耕火种”、人拉犁、锄挖田、“脚踩耕种”等贫瘠落后的苗族地区，人民政府除发放巨额的农业贷款外，还无偿发放大量的铁质农具，有力地帮助农民解决缺乏农具的困难。②合理地、充分有效地利用土地，增加复种指数，特别是在苗族聚居地方推广种植小麦、油菜等作物。③发动农民积极积肥、造肥、合理施肥。改变少数地区不用人粪尿的旧习惯。④改进栽培技术，加强田间管理。如推广新式秧田、撒稀秧、育壮苗、泥水选种、稀株密植、精耕细作、适时薅秧，收割使用围席挞斗等。在稻田少的高山地区，提倡玉米单株密植、人工辅助授粉等。第二，组织进行农田水利建设。中华人民共和国成立后，中国共产党和人民政府非常重视苗族聚居地区的水利建设。自1950年起，即组织苗族农民找水源，开沟渠，筑堰坝，架笕槽，从简易的自流引水灌溉工程开始，首先解决部分耕地的急需用水，进而兴修堤水工程、山塘和小型水库，加速提高农作物的抗旱能力。在有条件的地方，逐步把一些旱地改作稻田，增加粮食产量。到农业合作化时，水利建设形成了高潮，苗族聚居的地区建成一大批大大小小的水利灌溉工程。改变了农业生产的基本条件，保证了农业的稳步增长，提高了农业生产力水平。从1957年开始，由于国家犯了急躁冒进的错误，各地大量发展高级社，造成生产极度混乱，窝工、浪费严重，生产质量粗糙，挫伤了社员的生产积极性。1958年到1976年的18年间，苗族地区的农业生产，同全国一样经历了曲折反复的发展过程，其间经历了“大跃进”、“人民公社化”、“文化大革命”，使刚刚发展起来基础十分脆弱的苗族地区的农业遭到破坏，挫伤了农民的积极性。加上当时连续三年的自然灾害，农业生产大幅度下降。

1978年12月中国共产党十一届三中全会以后，由于党重新确定和执行了实事求是的路线，我国社会主义建设事业进入了一个新的历史发展时期，到1982年底，苗族地区都实行了包干到户的责任制，重新调动了苗族农民的生产积极性，农业生产又得到一个飞跃性的发展。1985年后，国家挤出大量资金、物资、技术帮助贫困地区加强生产，苗族地区改变单一的农业种植结构，发展多种经营，使农业商品率大幅度提高，使不少苗族的农业生产发展很快，特别是引导和帮助一些落后地区改一般品种为高产杂交优良品种，改传统耕作和管理为新式耕作和管理，增施化肥等，使农产品产量大幅度增加，不少地方摘掉了贫困帽子。

第二节 林 业

苗族地区的茂密森林为江淮商贾所注目，清水江苗族地区的木材与外界交换逐渐密切，林业生产逐步得到发展。明代，黔东南苗族地区的林业开始作为商品进入市场。据《明实录·武宗实录》记载，正德年间（公元1506～1521年），明王朝政府派官员至黔、川、湘采办“皇木”。嘉靖、万历两代采办“皇木”者，更加频繁。清朝前期，苗族地区的林业生产和交换得到了进一步发展和繁荣，一些地处交通便利的江河口，还形成了一定规模的木材市场。雍正九年（公元1731年）古州理苗同知的文告中有这样一段记载：“向者生苗未归王化，其所产木植，放出清水江，三寨（指锦屏县的茅坪、王寨与卦治）每年当江，发买卖木之客，亦照三寨当江年分，主于其家，盖一江厚利归此三寨。”行户的产生，除了是商品交换发展的必然产物外，还有部分原因是卖方多是苗族农民，很多苗族农民与买方（多是江淮一带的商贾）言语不通，需要行户作为中介人。嘉庆六年（公元1801年）贵州巡抚常某在文告中说：黎平黑苗采取木材至三寨出售，“该三寨苗人邀同黑苗、客商三面议价，估着银色交易后，黑苗携银回家，商人将木植即托三寨苗人照看。而三寨苗人本系黑苗同类，语言相通，性情相习。而客商投宿三寨，房租、水火、看守、扎排，以及人工杂费，向例予角银一两，给钱四分，三寨穷苗得以养赡。”

随着木材商业的发展，苗族从事木材远销的商人也越来越多，因此而发家致富的大有人在。不少将其所积累的商业资本，转向购置田产。在称“杉木之乡”的锦屏、黎平一带，从乾隆至道光年间，木材购销达到了鼎盛时期。在锦屏与黎平接壤的苗尖（今河口乡），出现了因经营木材起家拥资数十百万的苗族和汉族大地主。当时的民谣“姚百万，李三千，姜家占了大半边”，至今还流传民间。自苗尖起，溯乌下江而上四五十里，两岸田土山林皆为其所有。他为九个儿子修建九重大厦，耸立于乌下江与清水江汇流处之左岸。临河而筑的月台院坝和层层石阶，迄今如故，颓垣断壁，依稀可辨。锦屏县文斗苗寨的苗族大地主姜志远，更是乾隆年间木商中的佼佼者，所置田业产量达17 000多石。其曾孙姜佐卿于光绪二年（公元1876年）为姜氏家谱作《世系纪略》叙其曾祖（即姜志远）“及长，兴家创业，生理大顺。晚年，值坌处与卦治争江，两年不通买卖，曾祖罄其所有，广囤不植。嗣事结，沿江半属我家印木。以一二年购进万数之木，四五旬尽卖之，获利数倍。其时，田山虽未广置，黄白已冠千家”。

苗族地区的林业作为木材商品交易得到繁荣发展，多系接近江河两岸的地方，尤其是清水江、潕阳河和都柳江，以及黔东北一带的林业。而居住在贵州西部的苗族农民，就很少有能把林业生产当作商品生产的。

清水江流域的“苗杉”，具有径级大，尖削度小，耐腐性强等特点，向为购者所称道，故来此购木者络绎不绝，年年大量采伐。广大苗族群众为了林业的再生产和扩大再生产，以保持森林的后备资源，使林业生产和贸易长盛不衰，在不断总结林业生产经验的基础上，充分利用其得天独厚的自然条件进行人工造林，使林业生产和贸易经历三百年而不衰。人工造林的时间之早是其他地方所罕见的。锦屏文斗苗族地区，在明万历年间就已“开坎砌田，挖山栽杉”，苗族人民对人造杉林的整地、造种、育苗、移植、林粮间作以及施肥管理等生产环节，都总结并掌握了一套科学的精耕细管的办法。《黔南识略·黎平府》中就有这样的记载："土人云：种杉之地必预种麦及包谷一二年，以松土性，欲其易植也。杉阅十五六年始有子，择其枝叶向上者撷其子，乃为良，裂口坠地者，弃之，择木以慎木以其选也；春至，则先粪土，覆以乱草，既干而后焚之。然后撒子于土，面护以杉枝，厚其气以御其芽也。秧初出，谓之杉秧。既出而复移之，分行列界，相距以尺，沃之以土膏，欲其茂也。稍壮，见有卷曲者，则去之，补以他栽，欲其亭亭而达也。树三五年即成林，二十年便供斧柯矣。"这套人工栽杉的经验，迄今仍为人们所采用。

民国初年，在锦屏设银行以适应木业生产贸易的需要。"清水江下游之锦屏、天柱等县远经湖南以达江口之西湖木，年达数百万元。民国初年，因木业发达，中国银行曾设分行于三江以活动金融。"

20 世纪初，桐油大量行销国外，促使安顺、镇宁一带苗族地区栽植了不少桐木，开始了经济林木的人工栽培生产。黔东北一带的苗族地区，更是由于桐油大量输入欧美而大量栽培管理桐木，打破了过去单一的生产用材林的局面。

1937 年抗日战争全面爆发以后，由于工业原料的缺乏，贵州苗族地区的一些经济林产品的销售市场（包括国内国外）得到扩大，从而使某些经济林木得到一定程度的发展。"民国二十五年以后，一以内销之数巨增，外销亦渐成我国际贸易中之一主力，于是栽培特盛，而以黔东为尤多，年产约五万担；黔东各县，又以铜仁、玉屏、松桃、镇远为最著。"（丁道谦：《贵州经济地理》）这些多是苗族比较聚居的地方。"近数年来，因桐油、菜油远销出国，资本家投资经营，高价收买，供不应求，再经垄断，价益暴涨。"（1947 年《镇宁县志·民生一经济状况》）苗族地区的桐油之所以能出口，扩大市场，主要是由于其特殊的地理条件，使桐油质量非常高。由于桐油市场紧俏，可获厚利，不但农民自己多植，有些地方政府还进行组织开荒，扩大植桐规模。清水江下游各县，栽植油桐甚多，尤以油桐为盛。舞水与麻阳江流域，油桐之栽培，日亦广，往往垦至八百公尺以上，与湘西、辰州一带同其繁盛。

桐林发展的同时，五倍子等经济林木也得到了一定程度的发展。黄平重安江一带就出现过成片的五倍子林。抗战胜利后直到中华人民共和国成立前，由于国民党政府政治上更加腐败，整个经济处在动荡和衰落之中，苗族地区的林业自然也不可能得到发展，砍伐多栽培少。1949 年中华人民共和国成立后，推翻了封建土地所有制，为调动广大苗族群众植树造林创造了基本的条件。1950 年至 1952 年的国民经济恢复时期，贵州苗族地区采取了国家扶持和群众自办相结合的办法，很快掀起了植树造林的高潮。尤其是在苗族聚居的黔东南苗族侗族自治州，人民政府发放了营造杉木的长期无息贷款，低价发放树种苗，扶持互助组造林；进而又在各县建立林业站和苗圃基地，帮助互助组和农业社训练林业员，开展合作造林。这个时期由于政策对路，充分调动了广大苗族人民造林的积极性，使贵州苗族地区的林业生产得到了很大发展。据统计，1953 年至 1958 年期间，黔南、黔东南两自治州共向国家交售商品材达 174 万立方米，为支援国家建设作出了贡献。在这一时期，苗族地区不仅重视造林，而且重视护林和营林，林木蓄积量不断增加。

1958 年，由于“左”的政策失误，乱砍森林大炼钢铁，使苗族地区的森林资源遭到严重破坏。在“文化大革命”的十年中，由于人口未得到很好的控制，随着人口数量快速增长，毁林开荒的现象也日趋严重，森林的消耗量一直大于生长量，致使贵州苗族地区的森林覆盖率也在逐渐下降，用材林和薪炭林的需求也日感紧缺。

从1958年开始的“大跃进”到中国共产党十一届三中全会间，虽然由于大炼钢铁和毁林开荒破坏了大量的森林资源，但苗族地区办的林场对森林的再造和维护起到了较大的作用。从20世纪50年代中期起，随着合作化运动的开展，苗族地区相应建起了较多的国营林场。这些国营林场，有较强的骨干力量，在育苗、造林、科研、护林防火等方面，都积累了不少经验，并起到植树造林的示范带头作用。

在“文化大革命”后期兴起的乡村林场（过去叫社队林场），是苗族地区造林护林的又一支重要力量。贵州苗族地区宜林地广阔，乡村林场的兴起，弥补了国家投资不足和林业部门孤军作战的不足。锦屏县敦寨区春雷林场是由9个乡联办的林场，于1977年3月兴建，现有场员190多人，目前已造林1 334公顷，果木1 000多株，并建起面积100多亩的杉木种子园。营林生产和林粮间作多种经营收入达60多万元。全场现有砖木结构楼房三幢，木房14幢，水力发电站一座。总场设有卫生室、代销店、招待所等福利设施，并设有林科所、技术指导组、护林防火等生产机构。这个场先后荣获林业部、共青团中央、贵州省人民政府的奖励。锦屏县小江乡“三八林场”，是1973年由29名苗族、侗族姑娘建起来的。林场办了9年，共造林166. 8公顷，抚育林场1467公顷，建场初期栽的杉木全部成林。这个场也多次受到全国妇联、林业部和省、州、县的表扬。锦屏县魁胆林场在建场初期就营造60公顷杉林，14年杉木平均树高15米，胸径17厘米，每年每亩平均生长达1. 46立方米，创造了一整套使杉木快速生长的栽培管理技术。

中国共产党十一届三中全会以后，特别是1981年中共中央、国务院颁布了《关于保护森林发展林业若干问题决定》后，苗族地区对林地也逐步实行了责任制，改变了过去平均主义的做法，扩大林业生产自治权，调动了广大农民植树造林的积极性。

加上苗族人民本来就有植树造林的优良传统和技术，所以林业生产又重新恢复了生机与活力。以贵州苗族的主要聚居地黔东南苗族侗族自治州为例，全州1983年的造林面积比1979年增加了3.6倍，1981～1987年，全州共计造林49.5万公顷，封山育林50.8万公顷，建立商品材基地4.5万公顷。同时，山林火灾下降，毁林开荒减少，为林业的起飞创造了条件，林区苗族群众也收到了植树造林的效益。1981～1983年，黔东南苗族侗族自治州在完成国家木材收购任务后，还以木换大米14 600万斤，解决了林区群众的吃粮问题，同时还换回了一批钢材、水泥、玻璃、缝纫机等生产、生活资料，促进了林区经济的全面发展。

第三节　手工业

金属工具制造：唐、宋时期，苗族自己能生产多种铁质工具，如锋利的环刀、剑、斧和箭镞。明清时期他们制造的甲胄、标牌、牛尾枪（火枪）、偏架弩等兵器，都很有名。牛尾枪的威力与内地子母炮不相上下。偏架弩强劲有力，“长六七尺，三人共张，矢无不贯”，可以同中原造的“神臂弓”媲美，此外，还能铸造铜鼓。清水江流域的苗族还用楠木制成独木舟作水上运输工具。

纺织工艺：五溪地区生产的溪布，包括白布和斑布，也很有名。辰、沅等州苗族的“点蜡幔”（蜡染），是最负盛名的工艺品。

元明清，苗族地区手工业得到发展。其中纺织技术有很多改进。水西乌撒（今威宁、赫章）一带苗族妇女织麻，已由原来只纺一根纱的手摇纺车，改进为同时能纺四根纱的脚踏纺车，工效得到很大提高。有的是专为土司制造各种工艺用品；有的专门为土司营造花园别墅。苗族的土木工艺已达较高水平。

这一时期众多汉民进入苗族地区，带来了汉族地区的生产技术，促进了苗族手工业的发展。其次，大量汉族地主、商人进入苗族地区，掠夺田地、购买苗族地区的土特产品，也刺激了苗族手工业的发展。

苗族地区除大部分受土司和流官统治外，还有黔东南雷公山区和湘黔交界的腊尔山区。这是两片地区一般比较偏僻，封建王朝又长期采取军事进攻和封锁，但在苗族人民的辛勤劳动下，社会经济还是有所发展，只是交通闭塞，发展不甚平衡。

苗族生产生活的一切用具，如生产的犁耙、踩撬，各类刀具；纺织用的纺车、机梭；生活用的锅、碗、勺、剪刀、针、锥、升、斗；乐器中的铙、钹、锣、鼓、长号、圆琴、二胡、芦笙；装饰品的银饰；武器中的火枪、弓弩、戈矛、盔甲，全系自造。足见当时已有了较高的手工技术。

清水江、沅江流域苗族的造船技术也有明显的提高。宋代时，这一带苗族还只能制造独木舟，到明清之际已能制造载重千斤以上的帆船了，而且数量不少。清初雍正年间“改土归流”时，贵州巡抚张广泗曾在清水江一带征调大批“苗船”供军用，有时多到数百艘。

“改土归流”后，由于大部分地区废除了土司制度，取消了土司割据状态和废除了束缚生产发展的领主制，使手工业者有了较大的人身自由，提高了生产的积极性，加强了苗族地区与外界的经济联系。汉族劳动人民也得以更多地进入苗族地区，他们以其较高的生产技术，促进了苗族地区手工业的发展。

“银、铁、木、石等工匠，皆自为之”，其中以银饰品和火器的制造最精。银饰品除有精致的银花、银链和手镯、项圈等外，还有工艺极其复杂的银衣、银冠等等。火枪的制造技术高超。黔东南苗族所造的鸟枪，俗名“过山鸟”，“准星特好”，“能打越重山”，“铅子重八九钱，着人立毙”。后为清军仿造。

农家纺织技术大部分仍用简陋的"矮机"，"席地而织"，产品一般仍属粗糙。但也有很多传统名产：松桃"谷蔺布"，细密结实，每逢场期出售，人们争相购买，供不应求；黔西北苗族的毛毡，亦颇有名。

由于废除了土司对商人的勒索和限制，大大提高了工商业者的积极性。同时与内地经济交往增多，各省商人都成批前来进行购销活动，从而大大促进了工商业的繁荣。镇远、台拱、施秉一带，"舟楫东来，商贾云屯"。施洞、旁海、凯里下司成了清水江中上游新兴的商业口岸。古州成了都柳江上游新兴的商业重镇，百货云集。此外黄平的重安江，商业亦颇昌盛。

鸦片战争后，苗族地区社会经济在乾、嘉时期发展的基础上又有了新的发展。

苗族纺织业已由过去使用矮机"席地而织"，开始改成高机坐织，劳动工效大有提高。高机所织土布宽达一尺四五寸，比矮机织的宽五六寸。因此，农民在自给自足基础上，已有较多的剩余产品投入市场。松桃苗族妇女所织的斑布和白布，黔东南苗族妇女所织的"花椒布"和"斜纹布"，当时都普遍受到群众欢迎。

天柱县及清水江两岸苗族农民生产土布很多，除自用外，还有不少剩余拿到市场出卖，当时天柱县瓮洞每逢赶场，都有大批湖南商人前来收购土布。到19世纪末20世纪初，由于英国棉纱棉布大量输入，苗族农民衣料多改用洋布，土布几乎完全丧失了市场，农家纺织业因此逐渐衰落。八寨县苗族农民种棉很多，衣料全系自给，苗族妇女所织的"花椒布"和"斜纹布"，"体质俱佳，本足敷用，至洋布输入，成本较低，人多乐用"，"女红之利尽为所夺，种棉者以无利益不得不改而他图"。镇宁县苗族家庭纺织业原来是比较发达的，他们所织的麻布，甚至可以远销国外，到20世纪初，也因洋纱洋布的输入而逐渐停业。

松桃厅的团寨和铜仁县的牛郎（今属松桃）两乡，出现了许多由苗族地主和富裕农民举办的榨油坊。

由于"洋务运动"的影响，20世纪初，苗族地区也出现了一些小型的由苗汉地主及官僚举办的水银厂、铁厂和煤厂（其中汉族较多），有很多苗族人在厂矿中当佣工。此外，还有些苗族人淘取沙金，获利不少。光绪年间水城有个别苗族人建厂采煤，生意颇佳。八寨的李家洼苗族地主，也因建厂开采铁矿而迅速发家致富。

为了适应越来越多的商品运输的需要，苗族在造船技术上有了新的发展，从事船运的人也增多了。天柱县的苗族工匠，起初只制造载重4~5吨的货船，后来制造的大船能载重20多吨。天柱、锦屏两县的清水江两岸，从事船运的苗族人随处可见。为了有利于竞争，民国初年，他们还成立了行会，俗称"斧头帮"，并在洪江、常德、长沙、汉口、南京等地设有会馆。

与此同时，资本主义性质的手工工场增多了。这以松桃、铜仁地区的榨油业最为明显，仅松桃的团寨和铜仁的牛郎两乡，就有80多个榨油坊，共有300多个榨油工人。油坊主有的是地主、富农，有的是富裕农民，多已脱离生产。黔东南黄平县重安江、炉山县凯里镇、丹寨县石桥堡的一些苗族地主和商人，开设作坊，制造土纸，销路很广。台拱县施洞口和炉山县旁海，还出现有苗族资本家开设的造船厂（属作坊性质）。所有这些作坊，一般都有雇工2~6人，个别的有20多人，有些工人是地主的佃户和帮工。作坊内有简单的分工，工资报酬按技术熟练程度分为不同等级，有计时和计件两种形式，以计时最为普遍。

此外，制铁、卷烟、印染、制面等手工业也有相应的发展，有的甚至已脱离了农业。天柱县清水江两岸，在一些苗族知识分子的试验和推动下，苗族农民出售制面很多，销路很好，湖南商船经常来此大批收购，供应洪江、黔阳、会同等地。炉山县洋排寨的打铁业，民国26年（公元1937年）仅有50~60户，民国34年（公元1945年）就增长到100多户，铁炉由44座增加到82座，有的还雇了工人，主要生产农具销售。同时期，丹寨县石桥堡的造纸业，也由20多户增到100多户，雇工现象普遍，有部分为苗族人民经营。新的工场手工业和作坊也相继出现了。炉山县湾水乡有300多户苗族人从事纺织，他们为了降低成本，提高产量，增强竞争能力，于民国29年（公元1940年）组成了合作社，资金由各户入股，利润按产品提成分配，社内分经理、出纳、采购、印染、推销等部门，生产发展较快。民国31年（公元1942年）后，这个合作社全部改用拉梭织机，还购置铁机十数台，建立了厂房，每月生产土布约4 000匹，除本地及附近各县销售外，还远销到贵阳、重庆等地。同年在天柱县由苗族人吴绍文发起，集中了225人的股金，在邦洞镇开办了一个“西南群力纺织印染厂”，有弹花、纺纱、织布、印染等车间，招收工人100多人。但只办一年就被天柱县政府吞并，全部资产没收给官僚资本创办的“天柱民生公司”。

在矿业中，民国32年（公元1943年）春，天柱县的苗、汉、侗各族群众100多人，在白市乡文溪合资开采煤矿，采出的原煤，用木船运往湖南洪江、安江等地出售。次年，天柱县政府借口“治安”问题，收归“官办”。此后产量大减，只剩下20~30人进行挖掘。

抗日战争结束以后，由于税捐增多，恶性通货膨胀以及国民党发动内战带来的政局不稳等因素影响，使部分地区有所发展的手工业逐步衰落，日趋破产，许多人仍转务农。炉山县洋排寨的100多户打铁业，欠债户由民国33年（公元1944年）的50%上升到民国37年（公元1948年）的70%，到解放前夕，营业的只有10多户了。同时期，炉山县湾水乡的纺织业，也由300多户下降到20多户，“合作社”解体，厂房机器变卖一空。铜仁牛郎和松桃团寨两乡作为大宗商品生产的花生和桐油，都已降到接近于零的程度；榨油坊也由抗战前的80来个，下降到抗战时期的20个，民国37年（公元1948年）只剩下7个，到解放前夕只有2个了。

贵州解放以后，各级人民政府采取了许多措施，积极保护和发展农村工副业生产。1951年中共贵州省委在第三届党代表会议上提出，“凡家庭副业之手工业，应尽量扶持”。1952年，中共贵州省委经过典型调查后明文规定，要扶持农民发展手工业、加工业、运输等副业。在农业合作化运动中，中共贵州省委批发的《关于处理农业生产合作社中若干具体政策问题的意见（草案）》和《关于农业生产合作社开展农副业生产的情况和意见》两个文件都反复强调，“农业生产合作社应把副业生产列入整个生产计划之内，并作为重要的部分来考虑和安排”。由于采取了这些政策措施，社员家庭工副业生产很快得到恢复和发展，集体工副业也从无到有地迅速发展起来。1954年春，在全省试办的519个初级农业生产合作社，就有319个社办了集体工副业，占试办农业社的60%以上。1955年，有80%以上的农业社办了集体工副业。

1958年，贵州农村实现了人民公社化。在“大办工业”的号召下，各地人民公社都在原农业生产合作社集体工副业的基础上，办起了一批小煤窑、小家具厂、小砖瓦厂和粮油加工厂等社办企业。1959年调整了人民公社核算单位，有些社办企业转为大队企业。在农村批判资本主义倾向中，各地把集体包给个人经营和社员自己经营的一些工副业生产项目统统收归集体统一经营，铁、木、竹、石、泥匠等手工业人员全部被纳入集体。

“文化大革命”期间，在农村大肆批判“三自一包”、“四大自由”，割“资本主义尾巴”，反对“以副伤农”，致使社队企业和正当经济权益不能得到保障，生产门路堵塞，产值大起大落。

中国共产党十一届三中全会以后，随着党的一系列农村经济政策的贯彻落实，各级政府都把社队企业工作列入议事日程，制定了发展社队企业的规划。各级社队企业管理局和供销公司、矿产公司普遍加强了对社队企业的指导和服务，使社队企业有了较快的发展。1984 年 3 月，中共中央、国务院转发了农牧渔业部《关于开创社队企业新局面的报告》。同年 6 月，贵州省人民政府召开了全省乡镇企业工作会议，提出“松绑、放权、指导、服务”的方针，为乡镇企业的大发展鸣锣开道。会议指出：乡镇企业不受地区、行业、所有制的限制，乡村可以办、单家独户也可以办；国营与集体联合，集体与集体联合，国营、集体与个人联合，个人与个人联合，都可以办。会议还要求各级各部门、各地区牢固树立“富民政策”的观念，自觉地“铲门坎”、“拆关卡”、“开绿灯”，积极开创乡镇企业工作新局面。随后，中共贵州省委、贵州省人民政府发出《关于大力发展乡镇企业若干问题的决定》。从此以后，原来的社队企业更名为乡镇企业，进入了大发展时期。1984 年，黔东南苗族侗族自治州和松桃苗族自治县村及村以下工业企业已发展到 6 699 个，比 1978 年的 1 517 个增长 3.42 倍；工业产值达 5 757 万元，比 1978 年的 517 万元增长 2.69 倍。到 1995 年，村及村以下工业企业已发展到 17 031 个，工业产值达 3.07 亿元。

第四节　交通运输、邮电

一、陆路交通

据乾隆二年（公元 1737 年）统计，贵州有驿站 23 个。清代驿站，主要是为政府递送公文及运输粮食之用。为此，统治者不断地改进驿道，便于中央与地方的联系，但客观上也便利了商旅的交往。雍正九年（公元1731年）因“黔省驿站，下游自黄丝驿至平越府，自平越府至杨老驿，计程80里，道路崎岖”，遂改“由黄丝驿以下之虎场营分路自鱼梁江直达杨老驿止五十里，路也平坦”。这样一改道，便减短了路程30里。乾隆十八年（公元1753年），今六枝特区境内附近之那贡塘一带可开新路，下名、阿都田、历大、烈当等处，出白沙塘直抵罐子窑，土路两旁俱有马道，较旧路实为坦易，且无岚瘴之虞”。又在毛口驿附近修新道，使驿道更加坦易，便于商人马队的行驶。由于驿道经常修改，“俱属普安州40里上寨驿，30里白沙过老鹰崖，为黔道首险”，改进后，“军兴时，凿山开路，四人舆已可并行。”这都便利交通。当时陆路的运输工具，以马骡驮运和人工肩挑为主。

从鸦片战争至辛亥革命，全省的交通运输基本上依然如故。陆路干线仍以驿道为主，靠人背马驮运送货物。

公路建设始于军阀统治贵州时期。

1926年以前，贵州陆路交通均为驿道和人行小路。周西成统治贵州，省设路政局，各县成立路政分局，向百姓派筑路捐和民工，开始修筑公路。1927年兴建贵北路，贵西路自贵阳经安顺至黄果树，到1933年才由黄果树通兴仁县。贵南路由贵阳经都匀，只到独山，后又修三合（三都）接贵南路，使都匀、荔波、独山、三合、八寨、麻江等县公路相通。又修贵阳经青岩至定番的公路。贵东路自贵阳经镇远通湖南。至此，修通贵州东、南、西、北四大干线达川、湘、桂、滇四省。1933年，修筑清镇经黔西县至毕节一线。此外，又修三大环线，凡环绕黔边的称“外环线”；环绕中部各要镇的称“内环线”；环绕省会的称“环城路”。这时，一共修了2 000多公里的长途公路。

抗日战争后，省内经济出现了“战时繁荣”景象。

公路方面，在全省12万民工辛勤劳动下，至1937年，全省共筑路1 600多公里，以贵阳为中心通往川、滇、湘、桂的四大干线初步完成。1938～1946年，全省新修公路2 300多公里，省内的清（镇）毕（节）、贵（阳）惠（水）、遵（义）湄（潭）、铜（仁）玉（屏）等公路也建成通车。至中华人民共和国成立前夕，全省公路共有4 082公里。这些公路不仅工程质量低，路线坡度和弯度大，运输能力差，而且国民党反动派在其撤出贵州时，还破坏了主要桥梁和涵洞。

中华人民共和国成立后，苗族聚居地区的交通建设有了较快的发展，取得了前所未有的巨大成就。

（1）恢复时期（1949～1952年）。贵州解放初期，公路建设的中心任务是抢修已被破坏的公路，恢复通车和新建少量重要县公路。省支前司令部设立交通处和公路桥梁抢修委员会，组织军民对被破坏的干线进行抢修或架设便桥，及时使黔川、黔桂、黔滇、黔湘4条公路干线恢复通车。同时抢修重要支线上的路基工程和17座中、小桥梁，恢复了贵阳至开阳、安顺至紫云、黄平至余庆、兴仁至江底、三穗至星子界、湄潭至思南、隆昌至三都的公路交通。1950年，各级政府将公路建设作为重点，成立筑路指挥机构，从冬季起，陆续开工新建部分重要县公路。1951年，政务院颁发《民工整修公路暂行规定》，各级政府利用"死角粮"，实行以工代赈，动员公路沿线群众参加建设。

（2）稳步发展时期（1953～1957年）。1953年，国家开始实施第一个五年经济建设计划。这时，贵州公路建设的重点是，新建重要县公路，同时发展区、乡公路。首先，根据交通部提出的"县县通公路"的要求，除完成前一时期重要县公路的续建工程外，新建了镇远至剑河、凤冈至务川、凯里至雷山、凯里至台江、紫云至望谟、开阳经瓮安至龙溪等重要县公路，新建了雷（山）台（江）剑（河）、雷（山）榕（江）、黎（平）从（江）、独（山）册（亨）、惠（水）罗（甸）等公路，形成黔南、黔东南两自治州公路网骨架，并将两自治州的公路连贯起来。这5年共完成投资1 507.6万元，新建和改建公路1 905公里。到1957年底黔东南苗族侗族自治州公路通车里程由1949年的494公里增加到1 113公里，初步改变了苗族聚居地区交通闭塞的落后面貌。

(3) 超常发展时期(1958~1965年)。1958年，全省掀起了“全党全民大办交通”的“大跃进”热潮。根据交通部“依靠地方，依靠群众，普及与提高相结合，以普为主”的方针，发动群众，大修公路。黔东南苗族侗族自治州的公路通车里程由1957年的1 113公里增加到2 536公里，增加127.9%；松桃苗族自治县的公路由85公里增加到267公里，增加241.1%；紫云苗族布依族自治县公路由97公里增加到177公里，增加82.5%。这一时期公路建设，由于缺乏科学态度，在“先通后好”和“边测设，边施工”的口号指导下，一味追求数量，结果线路技术标准低，工程质量差，留下许多隐患。这就使得有的公路建成后，交通量很小，加上长期失养而自然废弃，造成极大浪费。

(4) 持续发展时期(1965~1978年)。1966年以后，虽然受到“文化大革命”的严重干扰，但由于贵州三线建设的开展，因而苗族聚居地区的公路建设仍有较快发展。黔东南苗族侗族自治州公路通车里程增加到5 608公里，松桃苗族自治县公路通车里程增加到468公里，紫云苗族布依族自治县公路通车里程增加到260公里。

(5) 公路建设的新时期(1978~1995年)。1978年以后，贵州公路建设进入了新的历史时期。这一时期，认真贯彻执行“普及与提高相结合，以提高为主”的方针，把改造提高公路技术等级摆在重要位置；到1995年黔东南苗族侗族自治州公路5 149公里，松桃苗族自治县公路523.7公里，紫云苗族布依族自治县公路370公里，技术标准逐年提高。

二、水路交通

苗族聚居地区，在公路、铁路修建之前，水上运输居于重要地位，随着商业的发展，促进了水上交通的开发。“改土归流”后，清政府对都柳江进行疏浚，合江能驶小木船。水大时，一日可达榕江，水小时溯水而上，从榕江到三合（三脚屯）需要7天；一往下“抵粤西属之怀远县直达粤东”。“自都匀府起，由旧施并通清江，至楚属黔阳县达常德（今湖南境）”。湖南水道，亦可“直达镇远、施秉，可抵黄平州”。其中清平（今炉山）境内的龙头河可船运至清水江到湖南洪江、常德，终抵汉阳。由常德水路至镇远，若乘容20余人的“辰船”，只能到辰沅；若乘容三四人的“脓船”，“可溯五溪直达溉水，逆流牵挽，层累而上，计程仅1200余里。然滩多石险，一月方达”。铜仁以下，可从铜仁河（锦江）乘小船到湖南。乌江在思南府城以下，可以行船通四川省；赤水，从茅台二滩流经赤水县城四川合江进入长江；北盘江在贞丰的白层河以下方能行船，下达广西境内。顺治十六年（公元1659年），巡抚卞三元创疏黄平河，“伐险凿石漕，楚米万石达黄平城下”。由于水路交通的开发，在嘉庆年间（公元1796~1820年），榕江、三江的造船工匠，已能制造载重2~3吨的木船。铜仁和榕江县的车寨已出现专门制造木船的苗族工匠。

贵州素不产盐，食盐要靠外省输入，除陆路运输外，川盐可以由赤水河及乌江的船运入贵州；黔东南的锦屏、黎平、榕江一带需要的食盐，则从湖南洪江运入，或从广西沿都柳江而上，再转输到贵州各地。而这一带的木料、白蜡、茶油等物，要运销两湖和两广，也都由水路运输出去。

贵州水路向来不发达，河道通航者极少。苗族聚居地区的清水江木船可由麻江、凯里、黄平、施秉、台江、剑河、锦屏、天柱等县入湖南境的洞庭湖。㵲水自黄平旧州经施秉走镇远、岑巩至湖南黔阳，可通小木船。都柳江从榕江到广西怀远之间，可运行2~3吨重的大木船，上游经三合烂土，可用小船载运货物、人畜1 000~2 000斤左右。盛水时可载3 000斤，一日可达榕江。若水竭时，溯江而上，由榕江到三合非7日不可。北盘江在贞丰的白层河以下，只能行小木船经王母（今望谟）、册亨境到广西，水涨时可以运输少量的物资。

1953~1957年，是贵州当代航道整治的开创时期。这一时期以“治险”为目标，爆破清槽为主要手段，着重解决运输繁忙河段的险滩碍航问题。如清水江的绝洞滩、㵲阳河的老洞滩、诸葛洞及都柳江的头滩、二滩、三滩等处，以及其他经常肇事的滩险，在这一段时间内都得到整治。

1958~1965年，为贵州航道建设突飞猛进时期。这一时期，航道整治已由主要干流普及到小河支流，使通航段向上游和支流延伸，同时还开辟了一些新航道。

苗族聚居的清水江流域内河航道整治成绩尤为突出。清水江干流468公里，通航311公里，机动船可季节性通航，木船可全年通航。其中凯里至剑河段通航117公里，载重5吨的木船可全年通航，7~13吨的机动船可季节性通航；剑河至锦屏段通航107公里，载重5~7吨木船全年可通航，10~20吨机动船可季节性通航；锦屏至分水溪通航87公里，载重10~30吨木船可全年通航，载重30~50吨的机动船可季节性通航。

清水江支流470公里，可通航158公里。其中重安江140公里，新码头至河口52公里可通行0.5~3吨的木船；南哨河87公里，太拥至河口28公里可通行0.5~3吨木船；瑶光河68公里，八寨至河口18公里可通行0.5~2.5吨木船；六洞河175公里，南明至锦屏60公里可通行0.5~3吨木船。

1966～1976年，长达10年的“文化大革命”，使航道建设受到严重干扰。在此期间，一方面是绝大多数河道的整治改善工作没跟上，经洪水冲淤后未及时恢复，形成了新的碍航；另一方面是在水利、水电建设中背离综合利用水资源的原则，在部分支流闸坝碍航，导致航道中断，通航里程减少。在此期间，黔东南苗族侗族自治州的内河客运量由1966年的3.1万人增加到1976年的4.4万人，旅客周转量由102.7万人公里增加到151.6万人公里；内河货运量由7.1万吨增加到8.3万吨，货物周转量由302.4万吨公里增加到650万吨公里。

1975年，湘黔铁路建成通车后，各县公路运输与铁路运输联网，使内河水运货种及流向发生了较大变化，水上货源短缺。以后随着农村经济的发展，城乡物货交流日益兴旺，内河区间短途客运又有了一定恢复。1995年，清水江全河系拥有机动船舶107艘，载重2 765吨，其中有拖轮17艘，912千瓦；另有木帆船396艘，2 128吨。当年完成客运量8.6万人，旅客周转量116万人公里，货运量2.23万吨，货物周转量495万吨公里。

三、铁路建设

国民党政府于1940年成立黔桂铁路工程局，1942年强征民工破土，1944年通车至都匀，不久因日本侵略者的侵入而撤除。1945年湘桂湘黔两路合组湘桂黔工程局，负责修筑都匀至贵阳的铁路，1946～1949年，仅完成全部工程的四分之一。

1950年，国家加速修通湘桂铁路，当时轨料紧缺，遂将黔桂铁路金城江至都匀清泰坡段的钢轨拆移到柳州至南宁段，直到1956年再度修复，并于同年6月开始修建清泰坡至贵阳段，于1959年3月建成通车到贵阳。这条铁路在民族自治地方境内全长293公里，设有39个站。1970年10月至1972年10月建成湘黔铁路，湘黔线在贵州境内经过玉屏侗族自治县、黔东南苗族侗族自治州的镇远、黄平、凯里市、麻江县，黔南布依族苗族自治州的福泉等县到贵定和黔桂线相接。在民族自治地区境内通车里程275.5公里，设有30个站。此外，黔桂线沿线厂矿还修建铁路专用线24条，长36.1公里；湘黔线沿线厂矿修铁路专用线6条，长6.7公里。这些铁路的建成，对支援国家三线建设，开发苗族地区资源，发展民族地区经济，起了巨大的促进作用。1983年起，国家投资5.9亿元。电气化改造后铁路发送能力提高了1.2倍。其中贵阳南至贵定段提高2.3倍，湘黔线贵定至凯里段提高1.7倍，凯里至玉屏段提高1.6倍。同时对黔桂线机车进行了动力改造。

四、邮电

贵州邮政始于清光绪末年，当时西联云南，过普安、安顺，中经贵阳，下迄镇远、铜仁，以通湖南。1910年，贵州才设邮务管理局，管辖省内各县邮局。下设二等邮局11处（遵义、安顺、铜仁、镇远、独山、毕节、安龙、榕江、赤水、三江、松坎）；三等邮局29处（盘县、普安、思南、大定、都匀、黎平、玉屏、松桃、沿河、威宁等）。1911～1920年，省内各邮局业务有国内外汇兑、包裹、挂号信与平信、印刷品等。

贵州电政先由毕节通云南，后才通到贵阳，归云南总督管理。民国建立后，在贵阳设贵州电政监督处，北京交通部命为“独五区”。最初线路由贵阳达毕节以连接川滇干线，不久增设贵阳到湖南洪江的贵洪线，贵阳至兴义的贵兴线，再增修贵阳经綦江至重庆的贵渝线，还有由贵阳经都匀、独山达广西的线路。都榕线由都匀分支线经三合至榕江，镇沿线从镇远经思南、石阡到沿河，关平线自关岭经安南（晴隆）、盘县达平彝所。省内各县已设电信局者有20处，如安顺、毕节、兴义、贵定、镇远、铜仁、遵义、茅台、都匀、独山等县。1927年，周西成入主黔政，欲完成全省电话网，令饬各县安置城乡电话，由各地方积极筹款办机线，电杆由县各区自备。此后，全省通讯逐渐好转。

无线电开办于1927年，设于贵阳，仅与南京、粤、桂等地通讯。一年之后，才与各省的通都大阜正式交接。电话局最初只有贵阳城内创设，后来各县逐渐增加，遵义、安顺等县设备较完善，线路分达四乡，凡主要的镇市、城乡都可通话。

中华人民共和国成立不久，苗族聚居地区，各县县城和主要交通要道集镇建设了邮电局、所，邮电各项业务逐步开展。50年代初期，苗族地区的邮政业务主要依靠步班、马班传递，广大邮递人员成年累月冒严寒酷暑，跋山涉水，把一封封邮件送到农村各家各户；又从各家各户带回信件寄走。60年代，随着交通事业的发展，内河航道疏通，航运里程增大，公路逐步修到山区，特别是黔桂、川黔、贵昆、湘黔四条铁路及其沿线厂矿专用铁路建成后，苗族聚居地区的邮政网络结构发生了根本性的变化。由主要依靠汽车运输的邮运干线网，逐步调整为与铁路干线紧密衔接，综合利用汽车、水运、火车、飞机等运力的多层次、多手段的邮运网络，改变了过去靠马驮人挑的落后状况，加快了邮件的传递速度。70年代以后，苗族地区县、区所在地都设有邮电局、所，一部分乡、镇也设有邮政局或代办所，办理邮电业务。

在邮政内部邮件处理方面，苗族聚居地区的邮电局已有报刊捆扎机、包件分拣机、包件收寄机、自动取包机、过戳机等一些机械化、半机械化设备。邮政方面目前已承办函件、机要文件、包件、汇兑、报刊发行等业务。电信方面目前已承办电报、电话（包括长途电话、长途会议电话、市内电话、农村电话等）、传真通信、传送广播节目、电视节目等业务，邮政电信事业得到迅速发展。

第五节　商　业

苗族聚居地区明代以前商业极不发达，商品流通多系以物易物。明永乐十一年（公元1413年）贵州建省后，采取了一些发展经济的措施，苗族聚居地区农副业生产逐渐发展，商业随之逐步发展。

一、明至清道光20年(公元1368～1840年)苗族地区商业

在汉族军民集中的卫所、屯堡、驿站，“夷汉不问远近，各负货聚场贸易”。有的场集很兴盛，每天都可以进行交易，如贵州平越、清平、偏桥、镇远四卫场镇，就有许多苗族农民天天“担负薪炭、米豆、竹木，牵逐牛豕”来贩卖，“市如云集，朝至暮归”。交易一般使用制钱，也有以物易物的。各场集设有“场头”管理，贩卖大宗物产时必须缴纳税款。场期长短不一，或5日、6日一集，或12日一集，大多以十二地支为赶场日期，如逢牛日赶牛场，虎日赶虎场等。有不少场集后来就发展为城镇，成为当地的政治经济中心。

“改土归流”后，由于大部分地区废除了土司制度，取消了土司割据状态和废除了束缚生产发展的领主制，使农民、手工业者和商人有了较大的人身自由，出现生产、经营的积极性，加强了苗族地区与外界的经济联系。汉族劳动人民也得以更多地进入苗族地区，促进了苗族地区城乡贸易的发展。由于与内地经济交往增多，各省商人都成批前来购销，从而大大促进了商业的繁荣。镇远、台拱、清江、施秉一带，“舟楫东来，商贾云屯”。施洞、旁海、凯里、重安江、下司成了清水江中上游新兴的商业口岸。古州成了都柳江上游新兴的商业重镇，百货云集。黄平州的重安江，商业亦颇昌盛。苗族人民来此贩卖物品的很多，农村

场集亦不少。市场商品有外地生产的食盐、棉花和日用百货，有本地生产的各种农副业产品。苗族人民在交易中已更多地懂得了商品价值，奸商已不易欺骗他们。当然，还有不少山区的苗族，不懂商品价值而往往受骗上当。

清水江和都柳江流域的木材贸易，“开辟苗疆”前仅限于有官治理的地区，至于自主自立地区的苗族，则“不知松杉之利，山中之树，听其长养”。“开辟苗疆”后，木材贸易大兴，苗族人民种杉伐木者日渐增多，每年放木排沿江而下，售于广西柳州、梧州和湖南洪江、常德等地，“获利甚厚”。内地木商也“络绎不绝”地前来采购。锦屏是清水江木材贸易中心。来自江西、安徽、陕西的木商都在这里设行，号称“三帮”。当地苗族和侗族人民也在该地开设“歇店”，代办介绍、议价、评银、验收等木材业务，从中按价格每两银提成四分作报酬。“歇店”由茅坪、王寨、卦治三处按年轮值，以分享利益，叫做“当江”。清江厅的南哨、反排，木材贸易也很兴盛，由两地苗族轮流“当江”。

二、鸦片战争至民国时期(公元1840～1949年)苗族地区商业

鸦片战争前后，苗族地区社会经济在乾、嘉时期发展的基础上，又有了新的发展。

由于农副业的发展，有些地区市场已很繁荣。在咸同初年黔东南的凯里镇，经营绸缎布匹业的有40多家，经营百货业的有50多家，资金大的竟达几万两银。这些商号虽是汉族经营，但与苗族经济有密切联系。在此时期，苗族也出现了商人，但多局限于从事木材、牛马和其他牲畜的贩卖。市场商品主要是本国货，外国货物很少看到。

19世纪末20世纪初，苗族地区的木材、桐油、药材、山货、毛皮等土特产，出现了比以往任何时候都兴盛的景象。清水

江、㵲阳河、都柳江，木筏犹如长龙。清水江流域从光绪末年(20世纪初)起，平均每天有100个木排运往省外，天柱县瓮洞关每年税收仅木材税一项就有100多万银元。由于国内外对桐油的需求增多，促使苗族地区桐油生产也更快地发展起来了，桐油商品化程度迅速提高，苗汉地主和商人为了牟利，都竞相投资扩大油桐种植面积，苗族人民也以生产桐油作为最大的副业收入。除桐油外，茶油也是民间副业主要收入之一。20世纪初，松桃苗族也大量种植油桐油茶，“获利甚巨”。

商品货币关系的发展，促使市场兴盛繁荣。黔东南的清水江流域，商业相当活跃。重安江是清水江上游的商业重镇，外地商人相当多，有湖南宝庆帮、江西帮、贵阳帮和四川帮等，大商号有14~15家。周围苗区还有8个乡场，商人赶场收购土特产，再向重安江集中，而后装船运出省外。清水江中游的旁海、施洞，商业也很兴盛，官僚、地主、商人划分场地，争夺市场，时常出现纠纷。号称“黔东第一关”、位居清水江下游的天柱县瓮洞镇，商业亦很繁盛，每日经此出入的商船多到百余艘，市上有3个客店，1个屠宰场，多家烟酒店和杂货店、饮食店，大部分为苗族人所开设。市场每天都可以交易，若遇场期，赶场者常有2~3万人，场上摆满了货摊，单是湖南来此收购土特产的商船就有30~40艘。瓮洞周围苗族经商的很多，有地主、官僚兼营者，有农民兼营者，有出售手工产品者，有代客运货兼营小本生意者。

至于西部地区苗族，由于大部分都是租种汉、彝等族地主或土司的土地，且自然条件更差，生产力较低，一有少许剩余，就被官府、地主、土司囊括而去。因此除个别人从事贩卖牛马和鸦片外，一般都无力发展商品生产和从事工商业活动。

民国8年至26年（公元1919~1937年）军阀统治贵州时期，在农产品的商品化中，最突出的要算鸦片，各派军阀为了增加实力，把抽收烟税作为最大的财政来源。周西成统治贵州时，就公开鼓励种罂粟，鼓吹“有土必种，无烟不富”，种了的要抽“特捐”，不种的要抽“懒捐”，一般是照土地肥瘠程度每亩纳税3、4、5元不等，使烟毒泛滥更甚，以致“贵州经济基础，完全建立在鸦片之上”。全省苗族地区，几乎无处不种罂粟，仅镇宁县每年输出鸦片就有数百万两，成为全县惟一出口之大宗。苗族人民生产鸦片虽多，而吸食者却少，主要是为了出卖换钱，以弥补经济收入之不足和完纳各种税捐。

三、中华人民共和国成立后（公元1949～1995年）苗族地区商业

中华人民共和国成立后，人民政府执行党的民族政策，开展民族贸易，及时收购苗族地区的农副土产，保证供应生产资料和生活资料，以促进农业生产发展。人民政府对民族贸易采取许多优待的措施，如中央对贵州民族贸易拨给的资金不计利息；1952年中央贴补贵州民族贸易资金达70万元。规定在民族聚居地区的商业企业可以不赔不赚或少赔少赚；提高农副产品的收购价格，推销农副产品补运杂费等。后经商业部及财政部正式联合下达文件，规定对边远山区、边远牧区的民族贸易实行资金、利润、价格补贴的“三项照顾”政策，进一步促进了民族贸易工作的发展。

对少数民族的营业员、采购员、保管员、会计员以及其他工作人员，采取以师带徒、办训练班等方法进行培养。使从事商业工作的苗族干部逐年增多。

在全国农业合作化和对私有制改造高潮的带动和影响下，贵州省私营商业、饮食业、服务业也随之掀起了全行业公私合营高潮。据苗族聚居的松桃、台江、雷山、惠水、紫云五县统计，1951年有个体工商户4 207户，4 398人；到1956年有1 558户，

1 632 人，个体商业户并入合作商店、合作小组和直接进入国营、公私合营商店，个体手工业者并入个体手工业合作社或供销合作社。其余改转务农。

1956 年，在完成对农业、手工业、资本主义工商业的社会主义改造以后，苗族聚居地区的社会主义统一市场基本形成。这个统一市场，是由国营商业、供销合作社商业、集体商业、有证个体商贩和集市贸易组成的。

1958～1978 年，经历了“大跃进”、“文化大革命”等多次政治运动，国家制定的第二、三、四个“五年计划”，受运动的冲击，苗族聚居地区的商业在艰难曲折中发展。

1958 年的“大跃进”中，集体商业受到冲击。首先是合作组“跃进”升级。自负盈亏，升为共负盈亏；共负盈亏的，升级由归国营商业统一核算。其次是经营方式“跃进”。分散经营的改为集体经营，基本上取消了个体商贩。1958 年的个体商贩，比 1957 年减少 91.38%。再次是支工支农，在合作商业中，抽调了一大批青壮年小商贩去支工支农，使集体商业人员大减。1958 年，集体商业人员比 1958 年减少 72.97%。

1960 年，进一步将小商小贩全部纳入国营商业企业统一核算，成为社会主义全民所有制商业的成员。有的虽然保留合作店组的形式，但却推行着国家商业企业的一套业务经营和管理办法。小商小贩全部过渡以后，端国家的“铁饭碗”，吃国家的“大锅饭”，原有的肩挑手提、沿街叫卖、串乡赶场、点多面广、灵活多样、方便群众的经营特色逐渐消失。对国营商业的补充作用大为削弱。有证个体商贩全部纳入国营，无证个体商贩则时隐时现，取缔一批，又出现一批，不断反复。

1960 年 11 月，在农村恢复农民自留地和家庭副业之后，逐步开放集市贸易。中央《关于恢复和组织农村集市贸易的指示》中明确指出：“农村集市贸易是社会主义统一市场的一个组成部分。”并要求各地设立“市场管理委员会”。到1962年，国营、供销、集体、个体和集市贸易五条商品流通渠道都已恢复，以国营商业为领导，供销合作商业为助手，小商小贩和集市贸易为补充的社会主义统一市场，又逐渐繁荣起来。

1958~1962年，由于商品供应紧张，商品购销政策的计划以集中统一购销为主，根据商品产销情况，进行适当调整。对农副产品的收购规定：鲜蛋，农户每养一只生蛋母鸡，全年派购鲜蛋20个，比1961年派购10个增长1倍。生猪，1962年派购比1957年减少73.23%。在农副产品收购政策上实行统购、派购、奖售、换购、加价收购、议购议销等政策。

商品供应方面，继续贯彻“统筹兼顾，全面安排”、“保证重点，照顾特需”的方针。对粮、棉、油坚持计划供应，依人定量，凭证购买；对重要工农业产品，扩大凭证、凭票定量供应，保证人民最低生活需要。1961年和1962年，城乡集市贸易恢复和发展很快，对于互通有无，调剂余缺，活跃农村经济，沟通城乡物资交流，发展农副业生产都起到积极作用。但也出现一些工商业户套购、倒卖统购统销物资，长途贩运，投机倒把，冲击计划市场等情况。

1962年2~3月，在全省商业工作会议上，根据贵州省人民委员会加强市场管理工作的指示，部署清理无证商贩工作。全省取缔无证商贩2万人，但到1962年底，无证工商业户仍然有所发展。

1963年4月，中共贵州省委决定代替私商业务。城市由国营商业负责，农村由供销社负责，首先要代替肉食业和熟食业。

1963年11月，全省城乡饮食业除了经营好平价业务外，都开展自营业务，即议购议销，随行就市，其价格保持不赔不赚，薄利多销，以“顶得住、能坚持、不脱销”为原则，一般都略高于平价而低于市价。

对于经营小商品的小贩及从事家庭副业式的小卖、零星劳务者，由于其对国营商业有拾遗补缺作用，则不予代替；但要核发营业证照，加强管理。

“经济调整时期”苗族聚居地区的国营商业的商品购销调存都有发展。

1966年，“文化大革命”开始，商业部门首当其冲的是停售“有问题商品”，各地商业公司及商店只准采购具有革命性、阶级性、现实性的“三性商品”，不准生产和销售所谓带有“封建主义、资本主义和平均主义色彩”的商品。对一些化妆品、工艺美术品、金银首饰、西装、绣花衣物、高级烟酒等，一律斥为资产阶级货色。对卡其、华达、凡立丁、派力司、巧克力、阿司匹林等商品的外文翻译名称，一律批判为崇洋媚外。对一些传统商标如寿星、龙虎、凤凰、双喜、天女散花、松竹长青等标志，也一律指为封建残余。甚至历来少数民族风俗习惯使用的银饰、花边等商品，亦在被“革”之列。少数民族喜爱的有“八仙”、“三星”、“福禄寿禧”等标志的特需商品，一律换成了“抓革命促生产”、“社会主义好”等字样。少数民族一时难以适应，不愿购买，造成积压。对商品上的花纹、图案，认为有可疑的都要销毁或改制。

由于限制购销高档商品，丝绸销路大受影响，仅贵州省民族贸易公司系统积压的丝绸即达100万米以上，其中遵义丝织厂的产品积压62万米之多，不得不降价处理。1966年就连续降价4次。“文化大革命”完全搞乱了商业机构和商业管理体制，在极“左”的思想指导下，一切有利于市场繁荣的购销活动均被取消，使苗族聚居地区的商业工作遭到空前浩劫。中国共产党十一届三中全会以后，苗族聚居地区各级政府在对国民经济实行“调整、改革、整顿、提高”的过程中，按照放宽政策，搞活经济的方针，努力疏通渠道，做到货畅其流，促进了商业的发展。

首先对商业管理体制进行了改革，把供销社由过去的“官办”改为“民办”，恢复了供销社的合作经济性质，扩大和吸收农民个人和集体经济组织入股，建立民主管理和经营责任制相结合的新体制，同时还开展多层次、多形式的农工商联营，在城镇恢复和发展了一批集体所有制商业和个体商业。其次是改进了流通体制，扩大了城乡物资交流，一是调整了社会商业机构，大量增加了商业网点，自产自销，贸易货栈，各种联营商店、生产资料交易市场、议购议销公司、各种农工商联合企业相继成立。使之和国营商业互补。二是从 1980 年起，对工业品的购销方式由以前的统购包销改为统购统销、计划收购、订购、选购和企业自销等多种形式。在批发环节上，新增了代批代销业务。三是适当放宽农副产品运销政策。对三类农副产品和完成国家收购任务的一、二类产品，允许多渠道运销。四是坚决执行国务院《关于疏通城乡商品流通渠道，扩大工业品下乡的决定》，改变了长期以来工业品按城乡分工的体制，实行商品分工，国营商业可以下乡，供销社也可以进城。城市和农村分割的状况有很大的改善。五是恢复和发展了集市贸易。经过这些改革和调整，彻底改变了过去流通渠道单一、“统得过多、管得过死”的管理办法，少数民族地区已基本形成了一个以国营商业为主导，多种经济成分，多条渠道流通，多种经营形式并存的开放式的商业体系。

到 1995 年底止，据松桃、凯里、黄平、施秉、三穗、镇远、岑巩、天柱、剑河、锦屏、黎平、从江、榕江、丹寨、雷山、麻江、台江、紫云、镇宁、关岭 20 县市不完全统计，有批发贸易法人机构 350 个，网点 2 860 个，营业人员 9 534 人；零售贸易法人机构 328 个，网点 38 353 个，营业人员 56 151 人；餐饮业法人机构 7 个，网点 5 014 个，营业人员 7 572 人。社会消费品零售总额 18. 58 亿元。随着社会经济的发展，苗族聚居地区商品流通的规模迅速扩大，市场呈现出前所未有的一片繁荣兴旺景象。

第三章　社会政治

第一节　社会组织

苗族由于长期迁徙，居住分散，支系繁多，社会组织在各支系中有相同也有差异。寨老制就较为普遍，寨老，也称理老，是管理苗寨内部事务的头，即寨主。寨老制产生于苗族父系氏族社会末期，它不分宗族，均以寨为单位公推而成。寨老由德高望重、办事公平的人担任，他的权力已经超越了血缘关系所形成的族长。因此，他特别受人尊重，村寨中的大小事务都要与他商量。

寨老不世袭，不取报酬。他具备能言善辩、熟悉榔规款约条件，其主要职责是处理村寨内部事务，依靠民间习惯法维护社会治安。寨老有权调解全寨以及寨与寨之间、族与族之间的各种纠纷，处理本寨与外寨的各种矛盾。在古代，寨老有权组织寨民抵抗外来侵犯者，所以，寨老又是村寨的自然领袖。

议榔：当苗族社会过渡到父系氏族社会后，随着生产力的提高，财产私有制出现，原始的氏族公社逐渐解体。人们的血缘关系逐步为地缘关系所代替，形成了以农村公社为主的社会组织形式，苗族由于历史上几次大规模的迁徙，生产力与生产关系遭到极大破坏，所以其农村公社的社会形态在苗族社会中延续了相当长的时期，直至近代。“议榔”组织就是这种形态的具体形式。“议榔”组织产生于黔东南苗族地区，其他地区也有相近的组织，如广西的“埋岩会议”，湘西的“合款”，云南金平一带的“黑社会议”。

“议榔”是以地缘关系为基础的村寨组织，其规模大小不等，有一个村寨为一个“议榔”，也有几个或几十个甚至上百个村寨组成的“议榔”。组成“议榔”时，有些村寨还保存着按家族宗支组成的“鼓社”，但“鼓社”包括在“议榔”之内，服从于“议榔”，它只在宗支内起作用，所以“议榔”完全是以村寨或地域为基础的农村公社形式，它超越了血缘关系和宗支界限，距今二百多年前，黔东南台江反排寨举行过一次“议榔”，参加的有剑河县所属的十几个寨子，以及台江县属的登交、交密、东杠、南宫、交下、巫脚、番召、九摆、红阳等寨。

“议榔”的最高权力机构是议榔大会，由榔头主持会议，讨论“议榔”内共同的大事，制定榔规，选举产生各种执事首领。这种会议不定期召开，视情况而定，有一年举行一次的，也有二三年才召开一次的。各“议榔”之间互不统属，只有遇重大紧急事情时，才临时联合。

“议榔”所产生的榔规涉及社会生活各方面，如政治、经济、外交、刑法等，以维护正常的生产生活秩序。“议榔”最大的特点是维护财产私有及在财产私有经济形态下所产生的各种道德、行为规范和维护地区安全、反对外来侵略。因此，每一个“议榔”组织都有一个军事首领，在近代苗族发生反抗的斗争中，“议榔”在组织反抗斗争中，起了积极作用。一般情况下，“议榔”的内容有以下几个方面为主：

一、社会道德规范：尊老爱幼、忠诚、不偷盗、自觉承担公益事务、不占别人妻女、严禁同宗共祖者通婚。

二、禁忌规范：主要以日常生活及农事生产为主，一切以吉利为要。

三、社会治安规范：不得偷窃不属于自己的家禽、家畜、瓜果，不得乱砍伐寨子树木、风景树及集体山林。

四、对外规范：对投敌叛变、里外勾结者，处以死刑；对其他民族讲团结，凡须谈判讲和的，须经过群众讨论决定。

五、对违反以上各类事件的处罚办法。

这些经“议榔”而产生的榔规，对促进和维护当地的安定团结，有着积极作用。

“议榔”组织在解放后逐渐消亡，但“议榔”所产生的乡规民约至今仍在苗族村寨中起着自律作用。

还有一些较为典型的社会组织形式存在于苗族社会。以威宁的“六色六巴”和黔东南地区的“鼓社祭”为代表。六色六巴起源于远古社会的苗族先民祭山神“招咪色活动”，由巫师占卜决定，群众公认。六色六巴是两个人，主祭“招咪色”的为六色，协同领祭的称六巴；“六”为男性之意，“色”为主操之意，“巴”为协助之意。随着历史发展，六色六巴的职权范围逐渐扩大，除了召集群众主持祭山神外，还要负责带领苗民向土司纳税、交租、服役、庆典、拜年、悼丧等事务。六色六巴变为政、社合一的制度，六色为正职，主持外部事务，负责传递土司指令；六巴为副职，主持内部事务，负责动员、率领苗民去完成土司交给的任务。六色六巴也随着由民选变为世袭。清雍正年间，“改土归流”实行，民族杂居区和聚居区纠纷日益增多，土官在六色六巴之上增设“满初满自”。

“满初”是武官、“满自”是文官，他们是苗族内最高统治者，主要是协助土官处理各类纠纷，有权过问和处理苗族内部事务。后又有土目为加强对苗族聚居区的统治，又在“满初满自”之上加设“母克”。凡有指令，皆通过这三层逐一转达执行。这种制度一直沿袭到解放前夕。

“鼓社”是黔东南地区苗族内部的一种血缘性社会组织形式，以宗族为单位建立，因为苗族的迁徙是按支系和宗族进行的，每个宗支置鼓一个，敲鼓前行，方便联络，到一个新地方后，便按宗支“立宗立社”，就称为“鼓社”。每个鼓社设大鼓头一个，处理全社事务。另有八个分管祭祀、礼仪、钱粮、行政、保卫、农务等的鼓头，称为“鼓社九鼓头”，都由选举产生，有一定任职期限。鼓社组织最初的产生与祭祖活动有关，但在现实社会中，它不仅掌管祭祀，而且还是苗族生产、生活的基本社会单位。它以血缘关系为纽带，鼓社规约只对同宗的成员有约束力。

黔东南地区还有一种“理老”的制度，“理老”是习惯法的“长老”，他负责调节纠纷，执行习惯法。

“议榔”、“鼓社”、“理老”是黔东南苗族社会结构的“三根支柱”。

第二节　土司制度

土司制度是元、明、清三代中央王朝对西南少数民族地区实行的重要政治制度。

元代在贵州的苗族地区设置土司，土司土官维系对一部分苗族的统治，对有土司统治的苗族官方称为“熟苗”。

明代，土司制度更为完善。在贵州苗族分布地区设立的土司官大小有数百个。其中较为重要的有贵州宣慰司、水西宣慰司及七十五个长官司和若干安抚司、宣抚司。

明清之际，贵州苗族地区分处于各府、州之下的长官司仍很多。但苗族聚居的雷公山地区和湘黔交界的腊尔山区，是自立自主的区域，没有土司，对腊尔山区的统治是到了清康熙、雍正年间“改土归流”后，才设官治理。对雷公山区的统治是到雍正八年（公元1730年），苗疆开辟后，才设流官治理。

和生产力及社会经济发展水平相适应，土司统治时期的苗族地区社会结构和经济制度也发生了变化。土司拥有辖区内土地和山林所有权。这些土地分为“公田”和“私田”。“公田”分成小块佃给农民耕种，耕种者要为土司服兵役、徭役和交纳赋税。“私田”有出佃收租，也有由耕种“公田”者定期服劳役耕种。这些苗族农民，除承担正常赋税外，还要承担土司的各种义务。

第三节　历史上的反抗斗争

苗族人民在历代统治阶级的压迫剥削下是不甘心忍受屈辱的，他们有着反抗斗争的光荣传统。

元代将全国居民划分为蒙古人、色目人、汉人和南人4个等级。蒙古人的地位最高，南人的地位最低。江淮以南的汉民及西南各少数民族均列为南人范围。元王朝在西南大量驻扎军队实行军事统治，并多次于边境用兵，向贵州各族苛征钱粮以供军用，激起苗族和其他民族的反抗。至元二十七年（公元1284年）七月，“贵州苗作乱”，攻入八番顺元都元帅府所在之顺元城（贵阳城之前身），“杀伤官吏，其势遂盛”。湖广省遣蔡州、均州二万户和八番、罗甸二土司兵合力镇压。十一年后之大德五年（公元1301年），朝廷调兵征位于中缅边界之“八百媳妇国”，统兵官湖广左丞刘深大肆于黔中地区征派丁夫马匹。五月，雍真葛蛮土官宋隆济向部众“苗人、仡佬”说，若不按期完成“官欲髡其发、仰其面，上送军，三四年不返”，当众表示“宁死不往，虽就寨见杀可也”的反抗斗争决心，遂带领4 000余名苗族、仡佬族群众攻黄杨寨，驻寨之雍真葛蛮达鲁花赤也里千仓皇出逃。义众复攻贵州（贵阳），俘知州张怀德处死。八月，水西土官奢节率乌撒、乌蒙、东川、芒部“诸蛮（指彝族、苗族）从之，皆叛”。十一月，朝廷派刘国杰统官兵1.5万会同思州、播州二司兵及云南官兵合攻义军，双方对峙至次年正月。朝廷遂于二月以“罢讨八百媳妇，免刘深等官”的做法暂缓矛盾之后，征调兵力，加强布置。九月，刘国杰指挥3万官军和思、播土司兵1万，分道发起进攻，战斗频繁而激烈，奢节遇害；八年正月宋隆济遭计擒牺牲，起义失败。

明代初叶，明廷派兵至西南各民族地区，强令土官归顺，被派来戍守苗族地区的文武官员，又与土官串通一气“虐人肥己”，屯军霸占田地，驿站拉夫派马，因而苗族人民反苛派、反卫所屯田、反官吏、反土司的斗争不断发生。

洪武六年（公元1373年）大平伐（今贵定县境）苗民暴动，八年（公元1375年）贵州卫江力、江松四十寨苗民起义，围攻平越等处。二十六年至二十八年（公元1393～1395年）又有紫江、新兰（今开阳县境）苗民起事。

永乐至宣德年间，起义仍然不断。永乐四年（公元1406年）十二月，贵州宣慰司谷陇、王石（今贵定县境）等寨苗民“拒不输赋”，联络“蛮首”宋阿袄起事。十一年（公元1413年）五月思州台罗等十四寨和清水江苗族“攻劫屯堡”，派镇远侯顾成围剿，历时八月始平。永乐十四年至宣德元年（公元1416～1426年）又有贵州宣慰司所辖乖西（今息烽）巴香（今贵定县境）的苗族、仡佬族“不服输税”，十年间，暴动80多次。宣德二年（公元1427年）起义仍连续发生，其中较大的有西堡苗民起事；底寨、青山（今息烽县境）等处苗族聚众杀官。

宣德元年（公元1426年），湘黔边区发生旱灾，腊尔山苗族在饥饿中爆发了大规模起义。派总兵肖授统兵数万围攻多年未平息。宣德六年（公元1431年）铜仁府平头司（今松桃境）苗族吴不尔领导的武装力量与湖南苗民结合，把起义推向高潮。明宣宗调贵州、湖南、四川三省兵力，才于宣德八年（公元1433年）把起义军打败。

正统十四年（公元1449年）二月，邛水（今三穗县）十四寨和清水江苗民起义，攻下思州府城。而后龙维保、王占田领烂土凯口（今都匀市境）、草塘（今瓮安县境）一带苗族攻占平越、黄平，继而又打下石阡、思南、龙泉（今凤冈）。接着是黔西苗族攻占仁怀城。七月又有兴隆苗族韦同烈联合镇远苗金台起义，围攻兴隆、清平、平越、新添等卫所。贵州西部的安庄、安南（晴隆）等地苗族和布依族，水西的苗族、彝族也起来响应。至此，贵州安南以东，播州、思南以南，湖广以西，数千里的土地上，燃遍了起义的烈火。

正统十五年（公元1450年），朝廷派兵分两路，先将安庄、安南、毕节、仁怀一带义军击败，而后集中兵力围攻韦同烈义军，在敌众我寡的形势下，韦同烈屡战失利，最后被迫离开兴隆、平越退居香炉山（今凯里市境）。景泰二年（公元1451年）春，明廷集中数万兵力，实行野蛮烧杀。四月，香炉山落陷，韦同烈被俘，解往北京杀害。

天顺元年（公元1457年）冬，贵州各府数月无雨雪，苗麦无收，次年春夏又数月缺雨，禾谷不茂，但统治者仍然苛捐无度，不断派夫派粮。于是龙里、贵定、八番、平越等处“十三番”苗族首领干把珠，聚众数万人起事，攻打都匀、新添、龙里各地卫所屯堡，声势浩大，明军接连失败。次年，明廷急令湖广、贵州总兵方瑛统领云南、四川、贵州三省官兵及播州、广西泗城州土兵共数万围攻，至天顺三年（公元1459年）起义失败。

嘉靖九年（公元1530年），因真州（今道真正安）郑骆两土官“刻薄为务，诛峻厉，民不聊生”，当地苗族、仡佬族人民在王打渔领导下起义，众至数万，涉及务川、南川等县，为时数月之久。

嘉靖十五年（公元1536年），黔东北发生了苗民反对铜仁知府魏文相压迫的起义。十七年（公元1538年），黔、湘、川三省边区发生旱灾。粮食欠收，而官吏们却不悯民苦，“督征过急”，终于激起龙母叟、龙求儿领导的大起义。湘、黔两省官兵进剿多年均被击败。嘉靖二十二年（公元1543年），明廷派六万兵力镇压，历时两年，迫使龙母叟等人出降，但义军在龙许保、吴黑苗领导下，由弱变强，连克数城，活捉印江、麻阳两知县和思州知府，同“俘官夺印，劫庠纵囚”如入无人之境，当年底，龙许保被叛徒出卖被俘，这次长达14年的起义遂告结束。

万历二十六年（公元1600年），明廷用兵数十万平定播州土司杨应龙的叛乱。其间，苗民被迫出夫，纳粮供马，次年又遇粮食欠收，民不聊生，而官府仍连年征派不止，迫使今贵定、龙里、惠水、福泉、凯里等地苗民于万历三十三年（公元1605年）夏，聚众数万进行“抢官”、“劫商”，并攻打平越、清平、余庆、麻哈等地屯堡哨兵。后郭子章调水西一万多兵，才平息这次起义。

苗族人民在清朝统治时期，连续不断掀起了无数次反抗斗争。其中1735年包利、红银领导的“雍乾起义”；1795年石柳邓、吴八月领导的“乾嘉起义”；咸同年间张秀眉、岩大五、陶新春领导的起义规模最为壮阔，斗争最为激烈。三次斗争时间相隔恰巧都是60年，所以历史上有“苗族30年一小反，60年一大反”之说。

（1）“雍乾起义” 黔东南在“改土归流”时，统治者对苗族人民实行残酷屠杀。设置“新疆六厅”后，加在苗族人民头上的就是大量的征粮征税、派夫掳马和大批流官横行霸道，因此苗族人民在受战之苦创伤未愈的时候，又起来战斗了，这是清代苗民的第一次起义，因发生在雍正乾隆之交，故称“雍乾起义”。

雍正十三年（公元1735年）二月，台拱、清江、古州等厅苗民在包利、红银领导下首先起义。顿时六厅内外，“群相附和”。贵州巡抚元展成派兵镇压均无济于事。义军攻取丹江、清江，占据凯里夺取重安江，连克黄平、清平、余庆、清溪等州县，基本上控制黔东南地区，为对付义军，贵州全省兵力“征调殆尽”，结果搞得“驿路四隔，省城戒严”。

六月，清廷调湖南、湖北、广东、广西、四川、云南、贵州七省兵力数万，由贵州提督哈元生统领，湖南提督董芳为副将，组织“围剿”。哈元生、董芳兵分三路：一路由保贡进入台拱；一路沿八弓（今三穗县境）入柳罗以通清江；一路由都匀援救八寨。各路又分兵搜剿，疯狂烧杀掳抢，给人民生命财产造成难以估量的损失。此时一部分义军首领听信清军“招降”欺骗，幻想同敌人妥协，以避免牺牲。七月，八寨厅的牙门、九门等寨苗族头领36人，率600多人投诚，结果全部被诱杀于乌卡河，妻女也被掳去。这一事件，使苗族义军认清敌人嘴脸，斗志更坚定了。

清军大量分兵，战略上弱点越来越多，加上义军顽强抵抗又使这些弱点更加突出，战线过长，兵力分散，伤亡严重，这时清军首领发生“主战主和”分歧。在义军频频打击下，清军“每致挫折”、“兵气日怯”。清廷满朝文武忧心忡忡，鄂尔泰上书承认自己“改土归流”处理不善，请求解除他的大学士职务，削其伯爵。张照奏请放弃苗疆退守内地。张广泗也上书承认自己“改土归流”善后失策，请解除他的湖广总督职务，于军前戴罪立功。一些州县官吏则各以种种借口离职，逃避人民打击。清政府的第一次围剿就这样彻底失败。

乾隆即位后重新部署，撤换一批官员调京城审讯下狱；哈元生被降职，任张广泗为七省经略兼贵州巡抚，负责镇压起义。他用各个击破和血腥屠杀战略，带兵攻丹江、台拱、凯里、清江下游等处苗寨；这时义军犯了严重错误即放弃了过去机动作战策略，各自以寨大人多，地势险要之区为据点，凭险抗敌，从而敌人得以各个击破，使自己处于被动。随后义军的台拱、清江各厅许多据点落陷，义军被迫退保丹江。张广泗接着进军凯里，增集兵力，分兵八路，进攻丹江、高坡、八寨的排调、山苗等地。义军连战失利，最后被迫进入牛皮大箐（雷公山）抗敌。

雷公山地险但不产粮食，不能长期固守。张广泗看准这个弱点，下令清军紧缩包围，步步进逼，又收买叛徒从中破坏，令义军“自相折捕”，经过大大小小数十战，义军主力损失殆尽，包利等四百多大小首领被俘，解杀于贵阳。义军主力失败后，张广泗的屠刀又指向黄平一带起义苗族，被杀17 600多人，俘25 000多人，这25 000多人中，后来又被杀了一半。

这次起义，苗民被杀被围困饿死“不下30万人”。被烧毁的有1 224寨，占总村寨数的75%，“杀戮十之七八，数十百寨无一人。”另有一批义军骨干及家属，被强迫迁往他乡，有13 600多义军家属被发配为奴。还有不计其数的人流离失所，四处逃亡。

（2）“乾嘉起义” “改土归流”后，黔、川、湘边区土司被流官代替，他们任意欺压，官吏又到民间随意骚扰，捉人打人。汉族地主还凭借势力兼并土地，使广大苗族人民处于贫困破产境地，使土地问题成了苗族地区尖锐的社会问题。

经石柳邓、吴八月等人长期策划，乾隆六十年（公元1795年）一月十四日，在吴陇登家召开会议，商讨起义计划，确定起义的目的是夺回满汉地主占去的土地，提出“驱逐客民，夺还苗地”的口号，并决定二月七日在松桃、永绥、凤凰、乾州四厅同时起义。

因石柳邓的活动首先被发觉，便提前于二月四日起义。随后吴八月等其他3人先后在所属厅响应，“穷苗闻风，无不攘臂以从”。这便是发生在乾隆、嘉庆之交的“乾嘉起义”。起义后石柳邓的义军包围松桃厅城，并攻正大营、臭脑营等清军据点，吴三保等人的义军也取得胜利。

与此同时，义军还展开了大规模的夺地除害斗争，从满汉地主手中夺回自己的田地。平日作恶最甚的百户，很多被杀，依附清廷的苗族地主，多数也受到惩办。

同年二三月间，清廷急调云、贵、川、湖广三个总督及近卫军统领额勒登保等人率数万兵力向义军进攻，义军主动撤除了对松桃等厅城的围攻，分路打击敌人，松桃义军大胆出击清军后方。吴天半、石三保、吴八月也取得胜利。

秋冬时期，形势进一步恶化，清廷不断增兵，并对苗族义军中的地主诱降，使义军内部出现一股投降逆流，十二月，诱擒吴八月，公开打出叛旗。

嘉庆元年（公元 1776 年）三月，清军增至 10 多万人，向义军发起猛攻，吴八月被杀。六月，石三保被俘与吴天半一同被解往北京杀害。

嘉庆二年（公元 1777 年），石柳邓阵亡，义军大部分战死，少数被俘，没一人投降。至此，为时两年的起义结束。为加强对苗族的统治，升松桃厅为松桃直隶厅。

起义失败后，清廷为了稳定其他苗区的统治，不得不采取一些安抚人心的措施，如苗寨案件由苗人自行解决，官府不得干涉；限制奸商的剥削，严禁官兵到苗寨骚扰；不许汉官干预苗寨事务。

（3）“咸同起义” 咸丰初年，贵州各地苗族农民掀起了空前未有的农民大起义。张秀眉、包大度、李鸿基等人经过长期准备，于咸丰五年（公元 1855 年），以“议榔”形式在台拱厅掌梅尼誓师，接着甘保玉响应于寨头（今三穗县境），杨大六起事于丹江，九松、高禾起于乌结……“千里苗疆，莫不响应”。

咸丰八年（公元 1858 年）至同治元年（公元 1862 年）苗族义军出动大量兵力分西、南、东三路进发，连克瓮安城、平越府城、荔波、古州及镇远府城、天柱县城、邛水、青溪、思州、玉屏，进抵湖南西部。

随着军事行动的开展，义军以台拱、丹江、凯里、清江、清平、施秉、黄平等苗族地区为中心建设根据地。肃清清军残余势力，摧毁清地方机构，惩办贪官，同附敌的苗族地主斗争；扫除土司势力，建立农民政权，委任厅县官吏。同时注意发展生产，每克一地，就把屯田、庙田和苗汉逃亡地主、土司的土地分给农民。为发展生产还在部分地区垦荒。市场派人管理，税率低，商旅往来受到保护；社会秩序良好，人民安居乐业。

同治三年（公元1864年）太平天国革命失败。次年清廷调湘军三万余众分道入黔镇压黔北号军及苗侗两族义军。正当湘军集中兵力镇压号军之时，张秀眉等人联合侗族义军收复镇远、天柱，攻铜仁、捣松桃，进击湘西，连破麻阳等城。

同治六年（公元1867年），清廷因湘军屡为苗、号两军所败，将领被革职，改派席宝田，他奉清廷“务绝根株”的诏令，率有洋枪洋炮的湘军万余人前来镇压。同治八年（公元1869年），清廷集中湘、黔、川三省兵力发动总攻，湘军二万余人在黄平县的黄飘被包大度率领的义军伏击，湘军全军覆没。但这并未改变局势，清平、黄平、重安江、贵定、麻哈、都匀均被清军占领，形成三面对义军的战略包围。

同治九年（公元1870年），清军又发动总攻，许多县城失守，张秀眉、包大肚、杨大六退居无粮后援的雷公山。仅靠野菜充饥坚持战斗。十一年（公元1872年），湘黔两军合围雷公山，在乌鸦坡一带数十里长的地方与敌人决战，损失惨重。包大度、九大白、九松先后牺牲，高禾被押解到贵阳杀害，张秀眉、杨大六于四月初与湘军进行一场惨烈的肉搏战，失败被俘解往长沙杀害，五月二十五日，这支坚持18年的起义队伍终于失败了。

咸同时期，除张秀眉等人领导的苗族起义外，还有都匀府因杨柳屯、柳天成领导的黔南苗族起义军；陶新春、陶三春兄弟领导的黔西北苗族起义军；潘名杰领导的贵定等地苗族起义军，这些苗民起义严重打击和削弱了清王朝的统治。

反对国民党统治的斗争：南昌起义失败后，党为了挽救革命，把战略重点转向农村，建立农村革命根据地。1934 年 5～10 月，中国共产党领导的红三军在贵州东北角靠近湖南、四川的边界地区，建立了黔东特区革命根据地，其范围包括今贵州的松桃、德江、沿河、印江和四川的秀山等地区，1934 年 7 月 21～22 日，湘鄂川黔边革命军事委员会在甘龙区及大土坪等地先后建立了十多个乡苏维埃政府和区革命委员会，一批苗族的积极分子被选为乡苏维埃代表和正副主席，并在区、乡政权普遍建立的基础上，在沿河铅厂坝召开了黔东特区第一次工农兵苏维埃大会，通过了《没收和分配土地条例》、《农村工人保护条例》、《武装问题的决议》、《优待红军及家属条例》、《肃反决议》、《关于苗族问题的决议》。红三军在黔东特区的岁月里，与根据地的各族人民同生死共患难，谱写了一曲军民鱼水情的乐章。黔东特区革命根据地的建立，使红三军渡过了最困难的时期，为与红六军团的会师和以后湘鄂川黔革命根据地的建立奠定了坚实的基础。

1936 年，王震、肖克等领导的红二、六军团长征到大方六寨，六寨苗族派出李德洪等九位代表到毕节县百花山福音堂军团部与王震等同志会面。随后，在谢忠光同志的帮助下建立了苗民独立团，开展了对官僚地主、土豪劣绅的斗争，直到中华人民共和国成立。

西安事变后，全国出现抗日高潮。中共黔桂边委根据当时形势，发动黔桂边各阶层人士抗日，组成抗日民族统一战线。黔桂边委认为麻山是苗族聚居区，就派人到那里去建立抗日组织。在黔桂边委的领导下，苗族青年农民熊亮臣在麻山组织了一支苗族武装。1939 年 3 月，熊亮臣在贵州望谟县乐旺乡场坝召开大会，宣布成立民团，由他担任团长，并提出“坚决反对派兵派款”

的口号。民团指挥部设于罗甸、紫云、贞丰三县交界的洞水。在熊亮臣领导下，民团四处活动，打击国民党区乡政权和地主豪绅势力，先后击败了罗甸、安顺、兴仁等地保警队的多次围攻。1941～1943年间，民团势力日益壮大。1943年底，熊亮臣带领民团和紫云县王小书率领的地方武装袭击望谟县城，攻占县城三天后，由于敌人反扑，他又带领队伍转至麻山，开展游击战。1944年6月，边委派陆海洋、黄唤民到麻山与熊亮臣一起，将民团改编为农民自卫团，下辖蛮结、纳乌、油啥、乐旺等十几个大队，指挥部由洞水迁往麻山。1945年，贵州省主席杨森派了六个保安团和邻近各县保警队进行"围剿"，自卫团寡不敌众，损失极大，坚持了六七年的麻山革命暂时受挫，熊亮臣被迫退往广西活动。1948年10月，熊亮臣经滇桂黔边纵队司令员赵世同介绍，加入中国共产党。1949年7月，黄唤民、熊亮臣率25名战士重返麻山，在平和、纳夜、麻山、百花、纳坪、伏开等地开展游击活动。1950年春，配合中国人民解放军解放了望谟等县。

同时与熊亮臣成立民团反对国民党暴政的苗族队伍，还有遵义地区的"苗民自卫队"。1939年，遵义地区的蒋家坪、南木堂、绿竹林以及与遵义毗邻的桐梓县马宗岭一带的苗族，由贫农熊正国、杨万兴领导分别在中寺和马宗岭一带，组织了百余户人参加了"苗民自卫队"，反对国民党抓兵派款，迫使国民党地方政府停止对苗族人民征税、征兵。解放初期，该队的许多领导人如熊天贵等，在协助遵义地区解放军剿匪和建立人民政权中，做了很多工作。

与此同时，黔东南苗族人民的抗暴斗争也进行得轰轰烈烈。"黔东事变"即是这一时期的重要斗争。1942年冬至1943年夏，湖南晃县和黔东南三穗、镇远、黄平、麻江、雷山、剑河、台江等10多个县的苗、侗、汉等族人民，为反对国民党政府强加给各族人民的"兵、工、粮、债款，进行了反抗斗争，史称'黔东事变’”。1942 年 11 月，吴宗尧以“不纳粮、不当兵”为号召，在湖南晃县凉伞暴动，随后向贵州玉屏、清溪、岑巩一带发展。在苗、侗、汉群众帮助下，攻下镇远和三穗县城，在镇远白鸡坡消灭贵州省两个保安大队，缴枪 500 多支，斗争烈火迅速燃烧到苗族聚居的台江、雷山等地。苗族人民在陈信斋（汉族）、侯教之（苗族）等领导下，一举攻下台江县城。剑河苗族也急起响应，在川洞起事。国民党政府急令保安三团刘奕昆前往台江镇压。陈信斋、郜胜江（苗族）率起事队伍在台江境内歼灭了刘奕昆部，声势浩大，清江一带成为抗暴中心。直到 1943 年 4 月，国民党政府才将这次斗争镇压下去。

抗日战争结束后，国民党政府不顾国内各民族要求和平的愿望，悍然发动内战。中国共产党为了推翻国民党统治，领导各族人民进行解放战争。

1949 年 8 月，在滇桂黔边区纵队第六支队领导下，成立了威宁游击团。以彝族卢嵩岚为团长，陆宗棠为团政委，陆思明和苗族张裴然为政治部正副主任，这个团由苗族、彝族、回族组成。该团第五连中，苗族战士占了三分之二。威宁游击团主要是配合解放军打击和牵制国民党部队以及地方政权，促使国民党部队起义。解放初期还协助解放军在威宁、赫章、水城、纳雍一带，进行剿匪斗争，立了许多战功。

1947 年，中国共产党在松桃、德江一带成立了中共黔北特委。1948 年冬，黔北特委在松桃、印江、铜仁三县建立了黔东纵队。下辖五个支队，在松桃苗族地区活动的第五支队，因为全是苗族，又称为“边胞支队”。这个支队是在苗族知识青年田家乐的发动下组织起来的，由地下党员董啸眉负责政治工作，下辖平茶、盘石、长坪三个分队。他们积极领导群众打击国民党的区乡政权，开展反征粮、征税、反征兵斗争。1949 年春，游击队转移到湘西的凤凰、花垣等县苗族地区活动，并到沅陵抗击过国民党宋希濂部队。湘西解放后，边胞支队随二野三兵团第十军，解放了松桃、印江、思南、凤冈等县。

第四节　民族区域自治

中华人民共和国成立后，为了贯彻中国共产党的民族政策，国家颁布了《中国人民政治协商会议共同纲领》和《中华人民共和国宪法》。纲领规定“各少数民族聚居的地区，应实行民族的区域自治，按照民族聚居的人口多少和区域大小，分别建立各种民族自治机关”。1950 年 12 月 9 日，贵州省人民政府在《关于少数民族地区工作的指示》中确定：“贵州少数民族的政权建设，基本上是个民族联合政府问题，在部分区、乡、村及个别县则是少数民族区域自治问题。”同时确定“民族杂居地区，到有了相当数量干部时，成立各级政府委员会。按各族人口比例吸收各族适量名额的干部参加各部门的工作。各级政府主要负责人（专员、县长、区长、乡长、村长），由各该地区内人口最多的民族任正职，人口次多民族任副职”。“少数民族聚居地区，条件具备时应实行区域自治。”根据上述决定，贵州省实行民族区域自治工作分两步走：第一步，成立联合政府；第二步，成立区域自治地区。

到 1951 年底，贵阳、镇远、贵定、独山、毕节五个专区的贵筑（今花溪）、清镇、贵定、长顺、惠水、平越（今福泉）、都匀、炉山、黄平、丹寨、施秉、安顺、黔西、织金、威宁及松桃县第一、二、三区苗族地区相继成立民族联合政府。如 1951 年 6 月，镇远专区召开了各族各界代表会议，成立了镇远专区民族民主联合政府，苗族吴通明被任命为镇远专区副专员。此后，该专区所辖的炉山、黄平、施秉及尚属独山专区（后改为都匀专区）的丹寨等县相继建立了民族民主联合政府。在专区及县的联合政府中有苗族副专员、县长或副县长及委员。

为了取得建立民族自治地区的经验，从 1951 年开始作民族区域自治的试行。1951 年，在中央访问团的帮助下，在炉山县凯里区（今凯里市凯里区）建立了贵州省内第一个民族自治地区——炉山县凯里苗族自治区；接着在炉山县舟溪、悦平、化谦 3 个乡，惠水文华乡，安顺县黄腊乡及惠水县金安区、贵筑县高坡区，紫云县猴场区，三都县普安区，都匀县王司区分别建立了 5 个乡级和 5 个区级民族区域自治地区。

1952 年 9 月 30 日，建立了炉山苗族自治区，同年 10 月 4 日建立惠水彝族苗族自治区（当时的彝族即后来的布依族），接着建立了丹寨苗族自治区。

1954 年建立台江苗族自治区、雷山苗族自治区、威宁彝族回族苗族自治区和罗甸布依族苗族自治区。

1954 年 9 月，我国第一部宪法明文规定保障各少数民族在他们聚居的地区分别建立自治区、自治州和自治县，设立民族自治机关，行使宪法赋予的权利。1955 年 12 月，贵州省人民政府对区乡一级的自治区进行调整，将县一级的自治区改为自治县。改名的苗族地区的自治县是：炉山苗族自治县、台江苗族自治县、雷山苗族自治县、丹寨苗族自治县、威宁彝族回族苗族自治县、惠水布依族苗族自治县、罗甸布依族苗族自治县。

遵照宪法规定，苗族地区的民族区域自治有了进一步发展。

（1）自治州的建立 1956 年 4 月 23 日，国务院《关于设置黔东南苗族侗族自治州和黔南布依族苗族自治州的决定》以及《国务院关于撤销镇远、都匀、贵定 3 个专区建制和专区民族联合政府，改为筹建黔东南、黔南两个自治州和州人民政府的批复》下达后，黔东南苗族侗族自治州的行政区域为镇远、剑河、黄平、施秉、三穗、岑巩、天柱、锦屏、麻江、黎平、榕江、从江 12 个县及原炉山、台江、雷山、丹寨 4 个苗族自治县。同年

7月15日，黔东南苗族侗族自治州第一届人民代表大会第一次会议在镇远召开，出席会议的代表共245人，其中苗族101人，占39.76%。会议选举了王德安（苗族）为州长，5个副州长中有2名苗族副州长即吴朝明、王耀伦。自治州中级人民法院院长由杨再荣（苗族）担任，当选的州长、副州长、委员和法院院长36人中，苗族有13人，占36.11%。

1956年4月13日，国务院第27次全体会议讨论通过了《关于在贵州南部设置黔南布依族苗族自治州的决定》，其行政区域为都匀、惠水、三都、荔波、独山、平塘、罗甸、长顺、紫云、望谟、册亨、安龙等14个县（时为14个县，现为12个县、市）。同年8月1日，黔南布依族苗族自治州第一届人民代表大会第一次会议在都匀召开，出席会议的代表273人，其中苗族44人。吴德祥（苗族）、吴锡良（苗族）当选为副州长。当选的州长、副州长及委员的34人中，苗族有8人，占23.5%。

1981年9月21日，国务院以（1981）国函字121号文件批复同意贵州省人民政府关于撤销兴义地区，建立黔西南布依族苗族自治州的报告。自治州的行政区域是兴义（现为兴义市）、兴仁、安龙、贞丰、普安、晴隆、册亨、望谟8个县（市），1982年4月22日，黔西南布依族苗族自治州第一届人民代表大会第一次会议在兴义县胜利开幕。出席会议的代表568人，其中苗族代表49人。会议选举了李学书（苗族）为州人大常委会主任，副主任9人中，有苗族王占先1人。7个副州长中，有苗族2人即杨再文、杨昌文。乐光芳（苗族）当选为州中级人民法院院长。

（2）自治县成立　贵州省县级民族区域自治地方的建立，是从1952年《中华人民共和国民族区域自治实施纲要》颁布后开始的。在设立自治区后又改名为自治县，如1955年12月撤威宁彝族回族苗族自治区改为自治县，1956年9月11日，国务院第37次全体会议决定，撤销松桃县，设立松桃苗族自治县。1956年12月27日，松桃苗族自治县第一届人民代表大会第一次会议隆重召开。全县349个代表中，苗族代表147个，占代表总数的42.12%。大会选举石孟明（苗族）为县长，麻秀碧（苗族）、孙宝坤（汉）为副县长，县人民委员16人中，有苗族委员8人。从此贵州省惟一的苗族自治县诞生了。

1963年7月，从黔南布依族苗族自治州划出镇宁县归安顺专区管辖，同年9月11日，建立镇宁布依族苗族自治县。

1965年8月，划出黔南布依族苗族自治州所辖的紫云县归安顺专区管辖，同年12月撤销该县。1966年2月11日，建立紫云苗族布依族自治县。

1965年11月13日，经国务院第159次全体会议通过。撤销安龙、贞丰、望谟3个县，设立这3个布依族苗族自治县。正式建立是：1966年2月1日望谟布依族苗族自治县建立，同年2月8日安龙布依族苗族自治县、贞丰布依族苗族自治县成立。

1981年，经国务院批准，撤销关岭县，同年12月31日建立关岭布依族苗族自治县。

1986年12月13日，经国务院批准撤销印江县，次年11月20日，建立印江土家族苗族自治县。

1986年8月21日，经国务院批准，撤销务川县，建立务川仡佬族苗族自治县。

1986年9月9日，经国务院批准，撤销道真县，建立道真仡佬族苗族自治县。

（3）民族乡的建立　民族乡是民族区域自治的补充，主要在散杂居少数民族地方建立。据1990年统计，贵州省共有民族乡454个，其中单一苗族乡有56个，苗族和其他民族联合建立的民族乡有197个，共计253个，占全省民族乡的55.72%。

1992年撤区并乡建镇之后，单一的苗族乡有13个，苗族与其他民族联合建立的民族乡有141个，合计154个，占全省254个民族乡的60.63%。

至此，苗族地区苗族或苗族和其他民族共同建立黔东南、黔南、黔西南3个联合自治州及松桃、威宁、镇宁、紫云、关岭、印江、务川、道真1个苗族自治县和7个联合自治县，以及13个苗族乡和苗族与其他民族共建立的141个民族乡。

民族区域自治的实现，为苗族地区全面发展创造了极好的条件。民族自治地方成立后，逐步实现了自治机关民族化。自治机关民族化首先体现在，各自治地方民族成分组成和民族干部的培养使用上。据1958年统计，黔南布依族苗族自治州1 882 220人，其中苗族布依族占人口总数的45%。在州人民代表大会代表中，苗族布依族占代表总数的46.1%。州人民政府27个成员中，苗族布依族占成员总数的56%。据贵州省人大民族委员会调查，黔南布依族苗族自治州1988年全州有少数民族干部19 255人，占全州干部总数的36.86%。自治州人大常委会31个组成人员中，自治民族14人，占45.2%（苗族占16%）、州人大8名正副主任中，自治民族6人，其中苗族1人，7个正副州长中，苗族1人。而黔东南苗族侗族自治州，苗族干部所占比例更高。到1983年底，全州共有民族干部23 000多人，占干部总数的50.6%，民族干部中，苗族干部占53.24%。

总之，民族区域自治实现了苗族当家作主、管理本民族内部地方事务的愿望，使翻身的苗族由普通工人、农民当上了人民代表，直接参与管理国家大事。特别是许多农民出身的干部，在自治地方国家机关中担任了领导职务。涌现出一批地厅级、省部级的高级干部。如王德安曾任黔东南苗族侗族自治州第一任州长，王朝文曾任中共黔东南州委书记处书记、中共黔南州委第二书记、中共贵州省委副书记、副省长、省长、中共中央委员、全国人大民族委员会主任委员。李仁山、吴通明、王耀伦分别担任中共黔东南州委书记、副州长，后来都担任省人大副主任。吴向必曾任中共贵州省委书记，第十届中央委员、十二届中央候补委员、中央民族学院副院长。胡贤生曾任关岭布依族苗族自治县第一任县长，中共黔东南州委书记，中共贵州省委常委、副省长、省人大常委会副主任。杨光林曾任中共黔东南州委书记，后任政协贵州省委员会秘书长、副主席，王正福任黔东南苗族侗族自治州州长、十五届中央候补委员、中共贵州省委常委、副省长。任副省级领导的还有欧百川，他是中华人民共和国成立初期苗族第一个担任副省长的人，杨汉先、张超伦都曾任过政协贵州省委员会副主席。据贵州省 1995 年《少数民族干部基本情况调查统计表》显示，贵州省共有苗族干部 52 481 人，其中在省级机关及所属企事业单位的有 3 229 人，大专以上文化程度的有 12 577 人，担任行政领导的 19 545 人（其中省部级 6 人，地厅级 17 人，县处级 658 人），科技人员为 32 936 人。为进一步培养苗族干部，黔东南、黔南、黔西南 3 所民族干部学校及贵州民族学院每年定点定向招生，毕业后回本地工作，同时分期分批选拔干部到省内外高等学校培训。

自治机关根据宪法赋予的权利，按照民族特点和地区特点，更好地发展本地区本民族的政治、经济、文化。

（4）制定自治条例、单行条例及变通规定　这是《宪法》和《民族区域自治法》赋予自治机关的一项重要自治权。如黔东南、黔南 2 个自治州，建州时就制定了自治州人民代表大会组织条例和自治州人民委员会组织条例，规定了自治领导机构、组织原则、选举制定和管理权限等。

黔东南苗族侗族自治州，根据州内的实际情况和特点，在农业合作化过程中，制定了一些特殊的政策和法规。于 1957 年 4 月，自治州人民代表大会通过了《高级农业生产合作社具体问题处理的补充规定》，对苗族的“游方坡”、“姊妹坡”、“斗牛场”、“芦笙场”等公共娱乐场所可以不入社的规定，对苗族的“姑娘田”、“蓝靛地”、“麻园地”、“保家牛”、“斗牛”、“养老牛”等作了可根据实际需要，按户留给社员自己经营的规定。此外，还规定农业社在安排生产时，给妇女一定的时间制作服饰。

中国共产党十一届三中全会以来，贵州省进一步贯彻党的民族区域自治政策。根据《宪法》、《民族区域自治法》结合自治地方实际，分别制定了自治条例、单行条例及变通规定。到1991年，贵州省人大常委会先后批准通过了黔西南、黔南、黔东南3个自治州和松桃、镇宁、关岭、紫云、道真、印江、务川7个自治县的条例；批准通过了黔南、黔西南2个自治州和威宁、镇宁2个自治县制定了执行《中华人民共和国人民代表大会和地方各级人民代表大会选举法的变通规定》；批准通过了黔南布依族苗族自治州和紫云、松桃、镇宁3个自治县制定了《执行（中华人民共和国婚姻法）的变通规定》；《黔南布依族苗族自治州计划生育实施办法》；《黔南布依族苗族自治州人大常委会议及规则》等地方性法规。

在财政方面，自治地方享有一级财政的职权，实行“定收定支，收支挂钩，一年一定，超收或增收分成，结余留用”的财政体制。如1980年以来，黔东南苗族侗族自治州实行了年财政预算支出设民族机动金和民族补助费高于一般地区的预备费，并自主安排使用国家拨给的各项专用资金和临时性的民族补助费；自治州还自主减免了部分属于自治地方财政收入范围的税收项目，决定从1980年10月1日起，免征苗族传统节日自养自食牲畜屠宰税及自酿自食的酒税。

自治地方除使用汉语汉文外，同时使用自治地方主体民族语言，各级人民法院、人民检察院在审案时，可以用本民族语言诉讼，具有同等法律效力。

自治地方在新闻、出版、广播、电影、文学艺术方面都尽可能用本民族语言文字和自治的形式。黔东南苗族侗族自治州1980年还组织了专门机构进行民族语言电影译制录音。

使用民族文字是自治权利的重要内容，也是民族平等的重要标志。1956年国家为苗族创制三种苗文，并进行推行试点，1981年到1983年在凯里等地开办了3个月的苗文学习班，共培训万余名学员，同时在学校开展“双语教学”试点。台江县于1982年至1984年在台江县城开办2期苗文培训班，并在中小学开展“双语教学”试点，现在台拱小学、台盘中学等一直开展“双语教学”直今。雷山县于1983年，由政府下文要求各类学校必须开设苗文课。黔东南苗族侗族自治州民族事务委员会1984年创办了《苗文侗文报》，使苗文第一次进入报刊。

第四章 教育文化

第一节 教 育

苗族地区学校教育始于明代。明太祖朱元璋提出：“移风善俗，礼为之本，敷训导民，教为之先。”把在少数民族地区兴办教育作为“安边之道”。当时教育形式主要是吸收土司子弟到京城入太学，并规定土司子弟必须送到府州县学或宣慰司学习礼仪，未经儒学习礼者不准承袭土司职务。能在开科取士中得到“榜上题名”的只有个别人。如明代嘉靖二十年（公元1543年）有思南苗族文人罗国贤考中举人，他以诗文见长，在思南一带素孚声望，曾为思南“八景”写出了文采较高的诗，载入《思南府志》。

清代，为加强思想统治，进一步兴科举、办义学。雍正八年（公元1730年）贵州设“苗疆义学”，并规定各府州县届考试，“录取苗生一、二名，以示奖拔”。客观上使读书识字者渐增多。黎平府的苗族“悉以耕凿诵读为事”，而且“亦多应试”。黄平、清平一带的苗族“读书应试，见之多不识为苗”。台拱厅苗族“多有读书明理者”。贵阳府苗族也有“入学应试”的。咸同起义前，清政府在苗族地区创办书院、书馆、义学、社学，但随着吏政腐败，不少地方苗籍科举名额亦渐为汉人豪门子弟所窃取。咸同起义后，为了稳定人心，又重新重视义学的作用。台拱厅从没收起义者的“死亡绝户”田产中，拨出租谷九百石作经费，设苗义学23馆，还在厅城修书院，“延师讲学”。天柱、锦屏、松桃、水城、道真的苗族也有人中举，考入进士。

但清朝统治者对苗族地区教育只限于使苗族人“知书明礼”，以泯灭其“造反”精神，而不希望苗族子弟有更深造诣，因此还存在许多歧视和限制。如只准“苗族”学文科，不准学武科；学文科的乡试考取“庠生”后，又不得考“廪生”和“贡生”，最高只准考到“举人”为止。如果获取更高的功名，还必须隐瞒自己的民族成分。贵州西部许多地方，甚至不准苗族参加任何科举应试，虽有个别幸而中举，也是改填了汉籍的结果。

20世纪初，因受资本主义影响，废除书院、义学、科举，改设新式中小学堂（简称“新学”），在今黔东南苗族聚居区设有新学共30所（含初等小学、女子小学），学生基本是苗族。

民国后，军阀混战，学校发展不大，有些地方甚至减少，这类学校除苗族聚居区有苗族学生外，在散杂居区，苗族子弟入学者只是个别甚至没有。

清末至民国年间，贵州苗族民间村寨办了私塾，或教师私人在家设馆授学或宗族（个人）出资延师教学，多收贫寒子弟，教材有《三字经》、《四书》、《五经》、《百家姓》、《幼学》、《增广贤文》。学制为1年或2年不等，教师根据学生接受能力、年龄大小因材施教。学费一般是油盐粮食或钱，这种学校较普遍。仅今惠水县鸭绒、摆金、宁旺、摆榜、和平、大龙、毛家苑、甲烈8个乡就有44个点，除2个点是汉族教师外，其他42个点全是苗族教师任教。

1936年，国民党二十军军长杨森奉命追剿六军团到安顺，鉴于苗族文化落后，遂以安顺苗族知名人士杨庆安为苗夷教育董事长，在安顺设立中华小学3所及中正民众学校，经费由二十军供给，有苗族男女生400多人。但“七七事变”后，二十军调离，经费无着，学校只好停办。1935年，贵州省教育厅于贵筑县青岩镇设省立乡村师范学校1所，学生201人。但多数是汉族学生，苗族学生只有10多人。1939年学校迁榕江，更名为国立贵州师范学校，招收湘、桂、黔三省边境30个县各族学生。其中贵州招有榕江、从江、黎平、锦屏、天柱、剑河、台江、雷山、丹寨、麻江、炉山、三都、荔波、独山、龙里15个县的学生。据1947年统计，国立贵州师范学校学生中，苗族学生占13%，从1940至1947年共毕业400多人。

1936年贵州省教育厅在贵阳高坡、关岭、荔波、台江、丹寨、黄平、丹江、惠水、罗甸、晴隆、水城、威宁等地设省立初级小学12所，其中苗族地区7所。1940年省立贵阳高坡小学由贵筑县接办，1942年其余学校也由所在县接办，改名为中心国民小学。据1943年统计，除高坡小学外，在苗族地区的其他6所小学共有30个班学生，绝大部分是苗族。1941年又在松桃苗族聚居的卡鲁及沃里坪各办县立“特种教育”（苗族教育）实验小学1所，共500多学生。1944年，改为一般“保国民中心小学”。

1939年1月，贵州省教育厅在青岩创设贵州省地方方言讲习所，目的是造就娴熟苗夷人民语言的国民教育师资，第一期抽40个县政府工作人员及小学教员受训，其中苗族学习“白苗”语9人，“青苗”语17人，“花苗”语7人，“红苗”语9人。之后将该所合并到贵州省行政人员训练所，改为方言组，专门研究编译方言课本。1942年教育厅通令夷语区、侗语区、红苗语区的松桃、铜仁等县政府选送学员，另考录取10余人，全班共68人，其中红苗语等8种，另一类为公共课，为苗族培养了一批编译人员和师资。

1942年10月，贵州省政府拟定筹办省立台江国民教育师资计划，在台江创设师资训练所，专收少数民族学生。随即由教育厅通令松桃、黄平等18个县保送各族优秀青年。苗族除松桃、铜仁外，还有连片聚居的镇远、施秉、黄平、炉山、麻江、丹寨、锦屏、剑河、台江、榕江等13个县。后因“黔东事件”发生而停办。

19世纪末20世纪初，外国传教士到西南各省苗区传教并办教会学校。其中对苗族影响最大的是英国基督教的内地会和循道公会所办的学校。内地会在苗区办学校有影响的是安顺和毕节两地区。1906年中华基督教内地会传教士党居仁到安顺传教，为在苗区传教，他从培养有文化的苗族神职人员开始，在安顺开办“苗民义务学校”、“乐育高等学校”，先后从安顺、织金、大定、水城、纳雍等县招收一批苗族子弟读书学经。这批学生毕业后分到各县苗族中传教和办学，成了基督教在苗族中传授的中坚人物。安顺县的杨庆安、织金县的杨锡光较为有名，贡献较大。安顺苗民义务学校成立后，在柴家苑、罗家园、大山脚、石板寨等苗族村寨办起了苗族义校，在水城和郎岱的火把冲、小田坝、连连地，织金县旯旮寨，普定县的仙马塘、等堆等地也办了教会学校。其中等堆学校最著名，成了普定、安顺、平坝、织金等县苗族文化中心。等堆学校创办于1902年直至解放。起初取名为“敬一学校”，后改为官办，名为普定“东坪乡第二中心学校”。它是1所高初两级小学，到1949年止的48年历史，杨锡光主持校务近40年，学生从开始的几十人发展到400多人，据不完全统计，从这里毕业的学生1 000余人，其中毕业读初中以上直至大学的50多人，仅大学毕业生就有8人。1903年内地会向威宁、水城发展，在葛布（今属赫章）苗区建立教堂，以此为中心建立教区。在威宁、大街、羊街、兴隆厂、大松、鱼鳅湾、轿顶山等苗区建立堂区。1906年办葛布教会小学，初为初小后为完小，继而在大松、轿顶山办完小，在兴隆厂、鱼鳅湾办初小。

循道公会办的学校更多，影响更大。其活动范围主要在川黔滇3省边区。从1904年起，英国牧师柏格理先后到昭通、威宁传教，次年在石门坎苗区建教堂，以此为中心，向滇黔边境各县苗区发展教会组织，建立众多教堂和学校，成了20世纪前期全国苗族文化教育最发达地区。

石门坎教区学校教育的兴办是从1905年建“光华小学”开始，先后在各地建立的学校统一编号为“光华小学第×分校”，建校初仅设一个初小班，学生数十人。1906年男女兼收，同校授课，这是我国最早实行男女合校的学校（按：我国男女合校是蔡元培当教育部长时的1912年开始的）。到1915年该校已有学生400多人，全部是苗族，基本免费入学。至抗日战争时期，各教区的苗疆小学已发展到50多所，学生2 000多人。1941年石门坎又开始筹办中学，1943年定名为边疆民族中学，一直办到解放。石门坎小学和中学是循道公会西南教区苗族学校教育的中心，几十年来培养了不少苗族知识分子，据不完全统计，到1949年止，由光华小学毕业的学生有数千之众，到石门坎中学和其他中学有数百人，由这些学校毕业出来的学生，升入华西大学、云南大学、中央政治大学、南京金陵神学院、蒙藏学校等大专院校的学生约30多人，每万苗族人口平均有5名大学生，吴性纯、张超伦还取得了华西大学医学博士学位。中专生百余人，这些大中专毕业生后来有的从政、从教、从医，有的在中华人民共和国成立后成了党政机关、学校、研究单位的骨干。如1935年在华西大学教育系毕业的朱焕章长期任石门坎光华小学、中学校长，为苗族培养数以千计人才，中华人民共和国成立后在贵州省教育厅民族教育科工作。李学高系高级畜牧师。张超伦于中华人民共和国成立后被政务院先后任命为贵州省第一任卫生处长（厅级）和卫生厅长，现是政协贵州省委员会副主席。杨汉先于华西大学社会学系毕业后，任石门坎中学校长，解放后任贵州民族学院院长、贵州大学副校长、贵州省民族事务委员会副主任，政协贵州省委员会副主席兼贵州省民族研究所所长。

与此同时，其他地方也培养了不少苗族知识分子。如著名的无线电物理学家、空间物理学家、实验物理学家、教育家龙咸灵（锦屏县人），铁道学家唐维纶（锦屏县人），道路桥梁专家杨泽林（福泉籍），语言学家、全国政协第七届委员会委员张永祥（凯里籍），全国政协第六届委员会委员今旦（吴涤平，台江籍），民族学家李金池、唐春芳、吴正光，历史学家翁家烈、龙伯亚等。

中华人民共和国成立后，在接管和改造旧有学校的基础上，对民族教育的照顾逐渐形成制度，采取有关政策和措施，迅速发展苗族教育。

中华人民共和国成立后，在苗族地区建立了民族中小学、民族师范，过去没有或很少有学校的民族乡也办了民族小学或普通小学，有的办了民族中学，原有中小学也得到改善和扩建。这些学校经费除按普通中小学标准支付外，国家还拨给苗族教育补助费，1950～1951年全省仅对专设的民族教育就支付了全年文教经费的20%。贵州民族学院1955年前实行供给制，除生活学习用品全部由国家供给外，学习二年以上的苗族学生（政策上是对所有少数民族，这里只指苗族，下同）还发给民族服装，1955年以后实行人助金，享受人助金的面为100%，民族中学人助金补助面为80%，民族小学人助金发放面为15%，普通中学的苗族学生也有人助金照顾。1958年后，国家对苗族中小学的照顾逐渐减少，“文革”中被取消。中国共产党十一届三中全会以来，国家在经费上又给予许多优惠，上述的政策和措施为苗族学生入学提供了良好的条件。

招生的优待是：中华人民共和国成立初，中专、大学招生是预先留一定名额，专收包括苗族学生在内的少数民族学生。中学招生时，在同等条件下，优先录取包括苗族学生在内的各民族学生。小学招生时放宽了年龄限制，尽可能动员苗族子女入学。

1977年恢复高等学校招生考试制度后，高等学校、中专、中等师范学校都采取降低分数线办法照顾苗族和其他少数民族考生。1980年后，除贵阳、安顺、遵义三个市的苗族高考生只降1个分数段（10分）录取外，其他各县市的苗族考生则降两个分数段（20分）录取。

上述的政策，保障了苗族学生录取各类学校就读，使苗族教育得以发展。

1951年初，贵州开办民族小学22所，计89班，其中苗族较多的惠水、紫云、镇宁、从江、榕江、丹寨、黄平、炉山、台江、雷山、松桃各1所。

1959年后，开始出现忽视民族特点倾向。1960年，1 758所民族小学有的被撤销，有的被改为普通小学，仅剩172所。1961年对民族小学的优惠待遇减少，“文革”时被取消。

中国共产党十一届三中全会后，民族小学得以恢复和发展。据贵州省民族事务委员会文教处1996年10月编印的《贵州省各级各类民族学校简介》（以下简称“简介”）介绍，到1995年底止，贵州有民族小学142所，至少50%的学校在苗族聚居区。而在散杂区的苗族集中的乡村，都设有民族小学。如余庆县的花山民族小学（在花山苗族乡境）、花山长征民族小学、桐梓县马宗苗族乡的马宗民族小学、赤水市原大石苗族乡的赤水市民族小学、息烽县青山苗族乡的青山民族小学。

中华人民共和国成立前，贵州没有专设的民族中学，1951年上半年贵州省成立了第一个民族中学——惠水民族中学，并在黄平县谷陇设立黄平中学分校专收苗族等各族学生。同年下半年又办黄平民族中学、炉山民族中学，1952年增加了雷山、台江、从江3所，并将镇宁、关岭、丹寨、石门坎4所中学改为民族中学。至此，民族中学共10所，都在苗族地区，而且黄平、炉山、台江、雷山、丹寨是苗族连片聚居区。

除办民族中学外，还在普通中学附设民族班和汉族学生合班等方式招收苗族学生，并规定中学招生时，同等条件优先录取苗族学生，评定助学金也给予照顾，1954 年和 1955 年在贵阳一中、贵阳女中增加了包括苗族学生在内的 50 个少数民族学生名额，由各专区保送入学。

从 1958 年起，民族中学受“左”的影响，1960 年有的民族中学被取消，有的被改为普通中学，其待遇一再减少，甚至取消。

中国共产党十一届三中全会后，民族中学又逐步得到恢复和发展，1981 年经贵州省人民政府批准，全省共恢复建立民族中学 27 所。另外还建立了包括初中和小学的 27 所民族学校。这些民族中学和民族学校在 5 万苗族人口以上的县有从江县民中、丹寨县民中、雷山县民中、台江县民中、剑河县民中、天柱县民中、黄平县民中、惠水民中、威宁民中、晴隆民中、紫云民中、松桃民中和苗族聚居的从江加鸠、雷山大塘、榕江八开、剑河久仰、惠水鸭绒、龙里大新、威宁石门坎、纳雍治昆、织金珠藏、紫云宗地、松桃盘石、贵阳市花溪等民族学校。

普通中学设民族班，地州市所在地重点中学如都匀一中、凯里一中、兴义一中、安顺一中、毕节一中、六盘水市一中，向所辖县市招生，1985 年中央民族学院附中高中部在 15 个边远贫困县招收苗族等 30 名学生。

据统计，到 1995 年底止，全省共有民族中学（含民族学校、民族职中、民干校、民族师范、民族农校）117 所，仅在 3 个自治州和 7 个有苗族的自治县共 70 所，占民族中学的近 60%。

1980 年 10 月，中共贵州省委转发中共贵州省委组织部《关于黔东南、黔南自治州建立民族干部学校的通知》，后将两校改名为民族行政管理学校，定为中专，面向全省定点招生，为民族地区培养干部和各方面人才，同时轮训在职民族干部，1985 年黔西南民族行政管理学校成立。至此3所学校由贵州省民族事务委员会和所在州共同领导，多年来培养大批苗族人才。

多年来，苗族中接受教育的人数有所增加，以苗族人口占全县总人口96%的台江县为例，1981～1990年的10年间中学的在校生、毕业生的数字可看出发展情况。初中毕业生共有8 221人，高中毕业生1 811人，总共毕业初高中生10 032人，95%是苗族学生。

据1985年统计，松桃苗族到各类学校的在校生88 070人，其中苗族学生33 623人，占总人数的38.2%，这比例比全县苗族人口占全县总人口的37.42%还高。1985年全县考人大专院校的学生119人，其中苗族考生91人，占录取总人数的76.3%。随着教学的不断提高，出类拔萃的苗族考生不乏其人，如1988年锦屏县第一中学苗族学生欧阳永福在高考预选中以576分的总成绩，夺得贵州省文史类考生第一名，在统考中他又以572分总成绩独占全省鳌头，被北京大学经济系录取。1995年都匀一中民族班吴大斌（惠水县苗族）是当年全省高考理科的第二名，被清华大学录取。

中华人民共和国成立前，贵州无民族高等教育。根据政务院《培养少数民族干部试行方案》的精神，1951年创办了贵州民族学院，至1958年共招生4 585人，毕业3 949人，其中有不少苗族子弟。1959年秋被撤销，并入贵州大学。1964年拟恢复，后因"文革"而中断，到1973年经中共贵州省委、贵州省革命委员会决定恢复了贵州民族学院。恢复后历届院长或副院长都有苗族，到1996年底止，有苗族教授3人，副教授12人。

3个自治州的民族师范高等专科学校先后建于1977年和1978年。1986年，黔南布依族苗族自治州还建民族医学专科学校。

1983年贵阳医学院、贵阳师范学院（贵州师范大学）各办了一个民族预科班。从 1982 年开始中央民族学院、清华大学、北京师范大学、西南民族学院、华中师范学院（华中师范大学）等院校的民族预科班，也在贵州招生。1985 年和 1986 年共招 124 人，其中有苗族学生。

1957 年 7 月 29 日，中央民族事务委员会批准三种苗文试验推行。1957 年后，因受“左”的影响而中断。根据贵州省民族事务委员会、贵州省教育委员会《关于在民族学校进行民族语文实验的通知》精神，从 1981 年开始恢复了试验推行工作，到 1986 年底贵州进行民族语文教学实验的学校共 388 所，709 个班，学生 24 982 人，其中苗文学校 196 所，324 个班，学生 11 194人。

1958 年在松桃苗族自治县盘信、臭脑进行试点教学，先后办 15 个班，1 300 多人学习，因“左”的影响而中断。1982 年得以恢复，到 1985 年先后办 71 个班，学员有 4 168 人，到 1992 年底，先后在世昌中心完小、银岩小学，麦地、大告、松师、盘信民族中学等 12 所学校 90 个班开办双语教学班，学生4 060人。在苗族地区用苗文启蒙巩固汉语的学习，使汉语文学习的平均成绩超过同级汉语教学班成绩，以两个三年级第二学期为例，双语班 33 人，语文人均 67 分，及格率 86%，巩固率 98%；而汉语班 40 人，语文人均 62 分，及格率 64%，巩固率 97%。很明显，汉语班成绩要低于双语班。

使用川黔滇方言苗文的毕节地区，从 1982 年开始在不通和半通汉语的苗族乡村开展双语教学，苗文班（点）曾发展到 77 个，由于经费缺乏，到 1991 年巩固下来的只有 19 个。开展得较好的是毕节、大方。毕节大南山苗文试点学校在开展双语文教学之前，只有 2 个考取中专，开展双语教学后，从 1982 ~ 1985 年，考取中专、高中的就有 16 人。大方县兴隆小学全部是苗族学生，从 1982 年开展双语文教学以来，升学率逐年提高。1983 年为

60%，1984年为72%，1985年为77%，1986年和1987年均为81%，1990年为84%。为了解决苗族女孩入学难的问题，大方县民族事务委员会在八堡创办了复兴苗族女子班并开展双语文教学。这个班共46人，1992、1993年第一学期在该乡统考中，这个班与同级普通班相比，双语文最高为95分，数学最高为100分，而普通班语文最高分为81.5，数学最高为93分。双语班语文人均62.1分，及格率为75%，数学人均63.3分，及格率62.2%，普通班语文人均47.3分，及格率49%，数学人均47.8分，及格率为52%。1985年以后，中央民族大学语言文学学院、贵州民族学院民族语言文学系、毕节地区师范学校双语班先后招收了一大批苗族学生，培养了大批双语文教学的人才，为苗语的推广和双语文教学打下了坚实的基础。

从1981年到1995年，黔东南和黔南两个自治州的黔东苗文扫盲点共1 591个，扫盲班1 984个，学员66 416人，脱盲44 385人。苗文进入小学，从1981年个别学校的试点发展到1983年的大面积试点。到1995年的15年，两个自治州的黔东苗文双语文教学的学校历年累计1 040所，教学班1 654个，学生56 588人。

贵州民族学院民族语言文学系、凯里民族学校、黔东南民族行政管理学校，自1984年以来，也相继开设黔东苗语文课。3个学校的班级和人数，自1984年至1995年分别是10个、30个、7个班级和185人、1 228人、258人。

为推广包括苗文在内的民族文字，相应成立了机构，并编辑出版三种苗文课目，办报纸、期刊，出版字（词）典和科普读物。

第二节 传统医药

苗族医药历史悠久，在民间传说、歌谣和汉文医书中均有记载。湘黔边界流传的歌中就有：“药王药王，身明晶亮，穿山越谷，行走如常，披星戴月，身在四方”，“三千苗药，八百单方”。西汉刘向著的《说苑辨物》说：“吾闻古之医者曰苗父，苗父之为医者也，行医于乡里。”另外，《神农本草经》记载的药物“有100多种与苗药同名同义”（《湘西苗药汇编》）。

明代李时珍《本草纲目》第一册有15种，第二册有27种苗族药物记载。该书菖蒲条引宋代苏颂的记载：“黔蜀蛮人常将随行，以治卒患心痛。其生蛮谷中尤佳。入家移植者也堪用，但干后辛香不及蛮人持来者，此皆医方所用菖蒲也。”清代吴其濬《植物名实图考》也收载了不少苗药，如“白芨根，苗妇取以浣衣，……白芨为补肺要药”。

苗族医药作为一种传统医药和派别体系被人们认识重视乃是清代以后的事。黔东南苗族山区，在乾隆前还未入“官籍”，被视为生界，有“蛮不入境，汉不入峒”之禁令。中医没有传入这些地方，而苗族地区的医学颇负盛名，“苗地多产药……或吞或敷，奏效甚捷”，也有起死回生之术。19世纪末，松桃厅地甲司苗医龙老二，能为孕妇从腹部取死胎，一月后体愈，曾轰动一时，传为奇闻。苗医医术高明，为后来的军政要人重视，如咸同年间张秀眉领导的起义军就有黄平县黄飘人潘告奈里姜为义军治刀伤和疾病。长征时期的红军将领贺龙非常重视苗医，多次指示“不但要物色好的苗族向导，而且要动员苗医随军前进”。

苗医在认识疾病及辨病立证等方面，都有自己的特色。黔东南苗医把病分为症和疾，在辨证分类上有两纲（冷病、热病）、五经（冷经、热经、半边经、快经、慢经）36症72疾等辨证原则和理论线索。松桃苗医也有两纲（冷热二症）两症（冷症热治，热症冷治），33 症，49 翻，10 丹毒、六疔六癀等诊治疾病的思路。换句话说即 36 经，72 疾，108 症。108 症疾中包括了人体消化、呼吸、神经、生殖、内分泌等 10 大系统；也包括了病症的分科，内科、外科、妇科、儿科、皮肤科、五官科、传染科、精神科等。有的苗医认为：气、血、水是构成人体的基本物质，人之所以生病，外为水毒、气毒、火毒所犯，内有情感、信念所动，亦因劳累损伤所致。许多苗医的观点是，人体内胃是最主要的器官，胃主宰一切，为人生之本。胃能纳，百病除，胃不纳百病起，甚至会死。

在临床实践中，以黔东南苗医为例说明。

对病先辨是冷病或热病，任何病都要按 5 经辨明属哪经，36 症中属哪症？72 疾中属哪疾？如腹泻，首先辨是冷经或热经。若是冷经腹泻，病人会怕冷，大便稀，次数增多，欲解又不出。又如咳嗽，同样辨明属哪经，“日咳为肺有内火，夜咳为肺有冷痰”，显然，分别是热经、冷经。对昏迷、失语、偏瘫病人，要辨明是半边经还是快经。因此每个病人都存在纲、经、症、疾的辨证隶属关系。

苗族认识疾病有一定局限性，特别是对大脑、五脏六腑等器官的认识更是如此，但苗医在长期的医疗活动中，对人体产生疾病的种种症状、形态、变化的观察都非常细致，并通过这些现象来认识疾病。对疾病的命名他们多以植物、动物、矿物的名称来命名，这种取类比象，以明比隐和以形赋虚的命名，便于理解，这是苗医的一大特点。

对疾病的诊断，苗医不同于中医，也与民间医有区别，苗医还因方言土语不同，诊病手法也不尽一致，但黔东南、松桃、关岭、织金等地苗医，在主体上是基本相同的。

望诊，和中医有共性但又有自己的特色。如中医一般只看头发，少看其他三毛。苗医认为眉毛不乱而光泽正常，病不重；眉毛散乱，皱眉时眉不举，汗毛直立则说明病重。又如看指纹，中医苗医都用在小儿疾病上，但苗医多以看指纹和手心静脉阴影。如看大拇指颜色，黑为失水，红为受惊，绿色为损伤。苗医还重视看指甲，多用在妇产科的诊断上，按住妇女的中、小指甲，放开后淡红色者为口干舌燥，黄色为月经紊乱。嗅诊用的较少，主要用于呕吐、腹泻、小便异样的疾病。问诊主要问病史、发病时间、发病情况。苗医很重视发病时间，他们以12时辰的生肖属相，推断病况及预后。拿（脉）诊十分讲究，苗医把脉分为11种脉（中医是24脉）。拿脉部位和中医有别，中医多重寸口脉诊法，而苗医拿脉部位有寸口、腕部、五指、内外踝、内外膝眼、足背、左侧乳房的上中部。按照《黄帝内经》记载，过去脉诊是三部九候法。此法分上、中、下三部。分别诊头部、手部、脚部（下肢）的脉搏变化，借以分析头、胸、内脏之病。三部九候法之后又出现察上、中、下三部的三部诊法，依次是：人迎脉（颈侧动脉）法，扣脉（挠动脉法，趺阳脉法），足背部高起之处的动脉搏动诊法。

自东汉以后，人迎脉法、趺阳脉法逐渐被废弃不用，只保持寸口脉法至今，而苗医保持得完好，以松桃苗医善操作。

剑河苗医还有弹筋法，是用手指在病人肌腱或穴位上有节奏有一定张力地弹数次，然后观察所弹部位的颜色和形态变化，以此推断疾病所在部位及属性。

苗医诊断特点，以望、脉二诊为主。望可知其表，脉可知其里，表里结合再加上其他诊法，可以准确诊病。

苗医把一切病症纳入冷病和热病的大范畴，从而制订出“冷病热治”、“热病冷治”两大治则。主要采用内治法和外治法，其外治法特别丰富。内治法由口腔吞服药物通过胃肠吸收治病，药品主要有植物药、动物药、矿物药及部分食品。外治法主要有放血疗法、刮治法、暴灯火疗法、气角疗法、滚蛋疗法、发泡疗法、佩戴药疗法、熏蒸疗法、抹酒火疗法、烧药火疗法、针挑疗法、外洗法、外敷法、拍击疗法、体育疗法、热熨疗法。另外有精神疗法等等。

苗药品种繁多，含植物、动物、矿物等，以植物药最多。贵州是我国著名四大药材产区之一，有“云贵川广，道地药材”之称。已记载的药用植物就有2 810多种，约占全国药用植物的57%。苗药已有11 000多种。有“草药之乡”的关岭布依族苗族自治县常用药按止痛、驱风除湿等分类有180多种，其中大部分是采集利用苗药，《松桃厅志》就记有52种苗药。在长期的医疗活动中，不断扩大药物品种。如1990年松桃苗族自治县隘门乡苗医龙冬山深入80坡采集的16种苗药标本中，就有13种未载入医药书籍。苗医把药分为冷药、热药两大类。用药原则是热病用冷药，冷病用热药。在黔东南除上述理论外，还根据药物性味归入五经：原则上，味甜、麻、香、辣的药属热药，归冷经；香、辣的药同时归快经、半边经；凡酸、涩、苦属冷药，归热经。另外黔东北苗医称药物还有酸、辛、苦、涩、甘五味。而黔东南有部分苗医则按药物的功效将苗药分为清、消、汗、吐、下、补六大类。其中补药又有热补、温补及清补之分。

苗药基础理论的形成，经历了漫长的历史过程，并随着历史的前进而发展，长期以来，成为苗医临床（症）用药的指导原则。

苗药成为独特药学流派除上述外，还有如下特色：命名的民族性，用药的季节性，朴素的药理，加工的特殊性，处方的简明性。其中处方要点是：处方简单。多是1～3味，具有少而精的特点，5味药以上配方很少；喜用鲜药，以保证药效；针对性强，多是一方一病，一药一方。

苗药剂型多样，不拘一格，有煎剂、粉剂、酊剂、鼻嗅剂、口嚼剂、捣泥外敷剂、浴剂、膏剂等。但总的分为两大样，即外用、内服。外用多为鲜品生药，内服可用生或干药。

苗药历史悠久，清《植物名实图考》载：“黔中苗峒，焚菜作淀，远贩江汉。”今关岭布依族苗族自治县，在“改土归流”后促进了苗族医药发展，其境内的关索、坡贡、永宁、花江包包、北口、岗乌等地，形成了繁荣的“场期场市”，每逢乡民赶场，广大苗民采药运上市场，有的专售药物，有的兼以行医。在集市即可看病求医，亦可购售药物。道光《镇宁州志》（时关岭属镇宁州辖）上就有“药材山货，逢场出交”的记载。20世纪70年代后，关岭、晴隆、普安、盘县、大方等地苗医还把药带到省内外出售，为省内外患者解除病魔，并增加了收入。

苗族医药的发掘整理和研究，自20世纪80年代以来成绩突出，贵州省中医研究所民族医药研究室编写出《苗族医药学》，并被选入《中国医学史》作为全国统编教材内容之一。苗族医学，作为《苗族历史与文化》（中央民族大学出版社1996年版）写入该书。该书系国家民族事务委员会“八五”规划民族类统编教材，苗族医药从此登上大雅之堂。已经公开出版的苗族医药书籍文章有包骏、冉懋雄主编的《贵州苗族医药研究与开发》（贵州科技出版社，1999年版）；陆科阂的《苗族药物集》（贵州人民出版社，1986年版）；贵州省民族事务委员会文教处编的《苗族医药学》（贵州民族出版社，1993年版）；杨昌文的《苗族医药浅议》、《苗族医药再议》等。

为加强对苗族医药的研究，沟通信息，1984年由卫生部中医司牵线，组成了“黔、湘、鄂民族医药调查研究协作片区”，并于1986年在贵阳召开了有黔、湘、鄂、川、桂、滇六省区参加的“黔、湘、鄂苗族医药学术研讨会”。这是国内首次苗族医药学术研讨会。会上收到论文22篇，展示了苗族医学研究的丰硕成果。《人民日报》海外版、《健康报》、《贵州日报》、《中医报》等都作了专题报道。

中医传入苗族地区是全面“改土归流”之后，而现代医药（西医）传入则是民国以后的事。贵州省第一个西医医院——贵阳省立医院，建于1919年，只有医护人员141人，病床19个，苗族地区到1928年，锦屏县开始建有卫生委员会，有西医师2人。县级医院建立较早的是镇远、黄平，皆建于1938年。而苗族人口较多的台江、剑河、丹江、炉山、施秉、松桃、紫云、关岭等县都在1942年才建医院（卫生院）。抗日战争期间，随着国民党军队医疗机构的内迁和个体西医药人员的流入，西医药才为更多的人治病。1949年黔东南有县卫生院16所，医务人员46人，病床14张。这些医院条件简陋，药品也少，医疗效果差，加之连年战争，抓兵派款，弄得人民贫病交加。苗族地区农村缺医少药极为严重，传染病流行，发病率高，使贵州苗族地区成为“瘴疠之区”。如1944年霍乱病流行，锦屏县铜鼓乡嫩寨村900多人口中，有600多人患病，500多人死亡。解放前40年内，仅黔东南就发生过4次较大的疟疾暴发流行，死者无数。今凯里市白嘎村，原100多户、600多人的寨子，由于年年疟疾肆虐，人们非死则逃，到解放前夕，只剩下16户、64人。新生儿破伤风、麻疹、痢疾、产褥热、难产等疾病，经常暴发流行，夺走了许多妇女儿童的生命，故有“只见娘怀胎，不见儿走路”之说。

中华人民共和国成立后，政府拨出大批卫生经费兴办医疗卫生机构。1956年黔东南建州时，全州有医院（所）96个，病床336张，医疗卫生人员1 117人；与1940年相比，医院增加5倍，病床和医疗卫生人员各增加23倍。全州疟疾发病人数由1953年的11.7%下降到1983年的0.39%。1982年，基本上消灭丝虫病的指标（下降到0.10%），天花、霍乱、疟疾、麻疹、伤寒已经绝迹或基本得到控制，各族人民的身体健康基本得到保障。

松桃苗族自治县从中华人民共和国成立初到1995年底为止，有医疗卫生机构36个，比解放前增加36倍，有职工663人，比解放前的5人增长132.6倍，有医护人员524人，其中副主任医师7人。此外还有508个村卫生室，80个开业个体医生，病床500张，比解放前增加36.6倍。人口出生、死亡逐步由高出生、高死亡向低出生、低死亡、低增长率转变，人口死亡率由1990年的7.37%下降到1995年的5.9%，平均期望寿命由1990年的58.3岁提高到1995年的男62.75岁，女68.54岁。

第三节　体　育

苗族体育分传统体育和现代体育两部分。传统体育形式多样，内容丰富，主要有如下项目：

赛马：赛马在黔东南、黔南两自治州及滇东北等地苗族地区较为盛行，多在节日或集会期间举行。过去都为男子参加，20世纪80年代后也有不少女子参加。

射弩：射弩自古以来就是苗族人民狩猎和御敌的武器，随着时代变迁，射弩逐渐演变成苗族的传统体育项目。操滇东北次方言的苗族开展得十分普遍。织金县实兴乡海马冲素有“射弩之乡”之称，家家有弩，个个会射。近年来，除在毕节地区比赛夺魁外，在全省和全国性比赛中也取得突出成绩。1982年，在贵州省第一届少数民族传统体育运动会上，张庭文箭箭中靶，以50环总成绩夺冠军。1984年，全国第二届少数民族传统体育运动会在乌鲁木齐市举行，朱开富作为贵州队员力克群雄，夺得射弩跪姿银牌和个人全能第六名。1987年贵州省少数民族射弩比赛在毕节举行，海马冲三名苗族青年代表毕节地区参赛，囊括了立姿、跪姿、个人全能和总分4个项目的前三名。1988年贵州省少数民族传统体育运动会上，以海马冲青年为主的毕节地区射弩队（男女各3个），又囊括了男女所有项目的金、银、铜牌，震惊了全省民族体坛。1988年9月，在昆明举行云南、贵州、广西、湖南、四川五省区射弩邀请赛，海马冲射弩代表贵州参赛，获得女子团体总分第一，男子团体总分第三，全队荣获民族体育道德风尚奖。

上刀梯：流行于松桃、台江、道真等苗区。松桃的上刀梯先树立一根8米左右长木柱，柱中间每隔0.3米打一木洞，木洞中横插两把刀刃向上的砍刀。二人表演（男女皆可），赤脚踩刀沿着锋利刀刃作梯子，向上攀登，登时不断做各种惊险动作。道真的上刀梯是以一根1.2丈或2.5丈长木桩，绳系四角使之固定于地，桩上阴阳（刃向上为阳，向下为阴）装刀12把、36把或72把不等。原系傩禳解煞用，后发展成为体育。比赛时，手脚抓刀登刀攀登，至顶翻“山”下，以速度快、距离（攀登次数相加）长取胜。

坐秋千：坐秋千主要流行于松桃苗族自治县。多在节日举行。秋千形式有两种，一种是用两个大架支撑起来，上面架一根横木，从横木上吊着两根粗绳，下端捆一块木板，就成简便的秋千，一般叫双人秋。可容2人面对着坐。坐秋千可用自身动力顺着秋千运动方向加以摆动，使之越荡越高，来回晃荡，使坐者忽高忽低，感到腾空跃动。另一种和水车相似，有4人秋、8人秋、16人秋，坐者体重必须大体相等。每到坐秋，男女青年成双成对的坐秋千，时高时低，时仰时伏，对歌互答。

打磨秋：晴隆县苗族的打磨秋多在节日或农闲举行。磨秋用一根较坚硬的木头栽在草坪上，2米左右高，顶部削得稍细当轴心，再用一根横木杆，中间凿凹，架于轴上。打时，两端各伏一两个人，扑伏在杆上，也可驮在杆上，先是低杆来回旋转，继而一头升起一头落地，此起彼落，上上下下。

打毽：在黔北、黔东、黔南等苗族地区十分盛行，有女打、男打。道真有盘子毽（多为女子打）、过河毽、井缸毽、呆子毽数种，每种可用手掌、脚尖、木板打（踢）。都匀、三都交界一带苗寨，每寨设有毽堂。正月十五前，本寨姑娘于毽堂对歌。《都匀县志稿》云："孟春跳月，……男吹笙，女打手毽"，"毽用鸡毛插竹管为之。用木板双抛出，彼迎此送"。松桃打毽分单打、双打，打法与打羽毛球类似。用脚踢的又称踢毽，多用石蒜叶或韭菜叶、蚕豆叶用线扎牢而成。

独脚鸡：道真苗族的独脚鸡，以一只脚跳动，以速度快、距离长者为胜。

翻竿脚：以4～5尺许竹竿或木棒或扁担为器材，双手分开执竿，以竿一端触地，以手离地距离越近，难度越大，以手离地近，身将头翻过者为胜。这是道真等地苗族所喜好。

爬竿：常在竹林中进行，可以正爬、倒爬，以速度快，距离（可以上下数次相加）长者为胜，这是黔北苗族地区盛行。

试力：道真苗族的试力有手、腰、额、颚、髁、膝、手指力多种。以手力、腰力为普遍。除于指以长板凳为器材外，均以木棒、扁担为运动器材。不用器材的有搬手劲（分单手、双手搬、推、拉数种）。试力方法简便，如额部试力，以一木棒两端各放两人额部，使劲向对方推去，以不被推倒者为胜。惠水县的抵粑棒与试力类似。

抱腰（摔跤）：抱腰是青年男子喜爱的体育活动。抱腰形式多样，其中一种是两人较量，甲将右手挽（搭）在乙的左膀，乙用左手搭在甲的右膀，互相搂住，各自用力把对方摔倒，谁先着地为败；另一种是不拘形式，可以用扳、搂、抢、甩、拌等形式同时进行，可抱住对方身体任何部位以对手摔倒在地为胜。

打花棍：贵州西部苗族地区较普遍，尤以孟关苗族盛行。多为女子双人打。以5尺许木棍，各人持一根分组对打。时而棍在胸前飞舞，时而转向对手劈去，你攻我挡，时进时退。主要棍法

（术）有“姊妹相会”、“雪花盖顶”、“彩龙缠腰”、“鹞子翻身”等。

芦笙刀：流行于黔南、黔西北地区，它其实是苗族平时锻炼身体的一项由武术演变而来的体育项目。运动员手握长把环首刀，在芦笙、大鼓的伴奏下，演练拼杀。刀法有劈、砍、斩、抹、挑、挡、挽、挫、扎、棘、擦、崩等。巧妙把芦笙舞和刀术揉为一体。

芦笙拳：流行于清镇市腰岩一带，以翻滚的芦笙动作为基础，逐步发展到跳、踢、打、进、退、攻、守等一套完整的武术动作。有徒手对打，有持刀、枪、棍、耙对打，男女对打等几种形式，动作均在芦笙的伴奏下进行。该项体育曾代表安顺地区参加贵州省第一、第二届少数民族传统体育运动会，并获奖。

打猴鼓（猴鼓舞）：流行于花溪孟关及长顺县等地。也是一项舞蹈与武术结合的体育活动。以模仿猴子各种动作击鼓，故得名。表演时8个小伙子捧鼓，8个姑娘击鼓，边打边跳，一套动作完成，男女互换。有单打、双打、男女混合打。男子单打以武术动作组成套路，女子单打则以生产动作如纺纱、织布、摘花、挥刀等组成套路，步法有三步踩三角、滚步翻等。

打花鼓：打花鼓是松桃苗族十分喜好的文娱体育活动。每年农历六月六、腊月廿至正月十五都要举行。传说石柳邓领导苗族起义最后牺牲，为纪念他，就在传统节日打花鼓，催人奋进。打花鼓时，指挥者站在大鼓前，高举鼓槌使劲打下去，霎时万籁无声，接着一阵旋风般鼓点急促响起，鼓声越来越响，越来越快。“嘿！嘿！”一声声欢叫，男女青年踩着鼓点旋舞入场，他们执著鼓槌，依次在大鼓两面打，时而敲鼓面，时而鼓边，时而跳跃，时而旋转。

穿针、穿衣、背水、绩麻比赛：它是威宁苗族青年妇女爱好的活动。传说从前在花场上，姑娘们为显示手艺而得到男友们的青睐，后来演变成体育项目。多在端午花场上举行。每轮为五人一组，在一定距离（约 20 米）里，看谁最快最先完成规定的动作，胜者由场主表彰。解放后，由政府组织，胜者获奖品、奖状。

有些体育项目与芦笙技巧有密切关系，如盛行于仁怀、遵义县洪关、金沙、大方、毕节、纳雍、赫章、水城等地的倒立、蚯蚓滚沙、踩鸡蛋、肩上乘人、翻板凳、走竹竿、旋方桌、滚水碗等。这是一套名为“滚山珠”的体育项目，多在正月踩山时举行。

划龙舟：亦称划龙船、龙舟竞渡。它是清水江、㵲阳河、乌江、松江（松桃县城）等地苗族喜爱的一项文娱体育。各地举行日期不一，但多在端午节或五月下旬，尤以黄平石牛、施秉白洗、廖洞、台江老屯、施洞最热闹。五月廿四日从施秉平寨开始，经塘龙、榕山、施洞结束，历时 4 天。乾隆《苗疆闻江见录》记载：“苗民好斗龙舟，多以五月廿日为端午竞渡于清水江宽深之处。其舟以大整木刳成五六丈，前安龙头，后置凤尾，中能容纳二三十人，短桡激，行走如飞。”

现代体育民国以后，尤其是中华人民共和国建立以后，许多现代体育项目传到苗族地区。主要有：

田径：田径只在学校上体育课或训练时进行。在校苗族学生中涌现出不少优秀田径选手，以长跑成绩尤为显著。1932 年在云南昭通举行 11 县万米赛跑，在昭通读书的威宁苗族学生朱旭辉夺得冠军；1939 年在成都举行五大院校春季运动会，威宁苗族学生李学高获万米赛第一名；1947 年在昭通又举行环城万米赛，在昭通读书的威宁苗族学生陶才兴获第一名。中华人民共和国成立后，1954 年威宁学生在昭通参加万米赛获第一名，威宁张明德参加贵州省第四届运动会，因马拉松成绩优异，被吸收参加工作。黔东南 14 岁的石莲美，1987 年 8 月 25 日在黔东南苗族侗族自治州少年田径锦标赛上，夺得标枪冠军，破省少年好标枪纪录。

游泳：生活在河边的苗族群众爱好游泳。作为体育项目参加比赛，成绩突出的不乏其人，如施秉籍贵阳实验二中学生刘丽在1994年8月于四川德阳市举行的全国少年儿童组游泳比赛获500米蛙泳第三名，次年在铜仁举行的全省少年游泳锦标赛，她又获女子甲组蛙泳等四项全能第一名。贵定县伤残人刘文华1984年10月在全国第一届伤残人运动会上，获50米自由泳、100米蛙泳两块金牌。1986年8月在印度尼西亚举办的第四届远东及太平洋地区伤残人运动会，他参加选拔赛，获A1级100米蝶泳冠军，打破全国纪录，又获200米混合泳第一名，创A1级全国纪录。刘文华又在梭罗市第四届远东及太平洋地区伤残人运动会上，夺得100米蝶泳金牌，获蛙泳冠军，破亚太地区纪录，并获三枚银牌。被评为县、州新长征突击手，贵州省十大青年优秀新闻人物。

足球：足球在苗族地区开展不普遍，威宁石门坎在柏格理传教时也把足球传人。特点是打长脚——长传，酷似英国足球。后来在威宁苗区中小学都有足球场，男女皆踢。每年端午节，马踏、石门坎等地都要举行10多场球赛，临省县苗族也组队参加。中华人民共和国成立后，1954～1955年，贵州民族学院足球队多数队员是威宁苗族，1956年11月，贵州省足球赛在贵阳举行，毕节专区足球队几乎都是威宁苗族；1957年石门坎民族中学学生代表毕节专区出席省青少年足球运动会获得冠军，少年队获表演奖；1959年以威宁苗族为主组成的毕节专区足球队，赛场上苗族花衣飞舞，赤脚猛烈应战，获第二名，成了贵阳足坛奇闻。《贵州日报》、《贵州体育报》、《人民日报》分别报道。张义勇、张义伦、朱明刚、张友昱、张兴文、朱佳伦、杨宗德、朱明才8人被评为国家二级足球运动员。

第六届“走向 2002 年全国足球夏令营”于 1992 年上半年在北京评出两个最佳阵容，在贵阳生长的松桃籍苗族少年吴辉入选 77 年组最佳前锋，这是贵州首次入选最佳前锋，也是贵州首次入选阵容的足球运动员。同年吴辉被北京军区体工队录取，成为专业足球队员。

篮球：篮球在苗族地区开展得较普遍，大的村寨有篮球场者不少。平时都要举行球赛，但多为男子参加，女子打球是近 20 来年的事。1984 年 10 月，贵州省第一届少数民族“民族团结杯”运动会在玉屏举行，松桃女子篮球队获冠军。1987 年 2 月在关岭举行第三届少数民族“民族团结杯”运动会，又是松桃女子篮球队荣获冠军。在农村女子篮球队中，尤为突出的是台江县革东（东风）女子篮球队。多次在州、省及全国比赛中获奖。

中华人民共和国成立后，涌现出一些优秀选手和先进集体，如务川仡佬族苗族自治县吴玉珍（女）被评为国家一级羽毛球运动员。1982 年 8 月，松桃花鼓表演队龙云恩、龙世碧、吴菊花、龙孟连前往内蒙参加第二届全国少数民族传统体育运动会，并获国家体育委员会授予表演奖。1986 年 9 月在新疆参加第三届少数民族传统体育运动会，花鼓队又获表演奖。

到 1987 年为止，松桃苗族自治县先后参加的地、省运动会中，单项和集体项目获得前 3 名的总计有：第一名 63 个，第二名 39 个，第三名 49 个，因此，1987 年县体育委员会的龙文成出席第六届全国运动会，受到中央领导接见，国家体育委员会授予松桃苗族自治县“群众体育先进单位”。

武术：苗族武术又称苗拳，古籍中记载为“苗技”。苗族武术是一项以提高搏击技能为宗旨而又能健体延年的全能运动。

苗家有句俗话：“养儿不学武，一辈子受欺侮。”因此，武术一直被苗家视为人生最紧要的大事之一，作为必修之术，苗家习武较普遍。松桃苗族自治县坪块乡麻旦村、凯里市鸭塘乡青虎寨、青曼乡青冈林、麻江县龙山乡秧塘寨、安顺市七眼桥镇小关口和凉水井及三股水苗族乡、岩腊苗族布依族乡、黎平县六合乡纪德、纪迫及高青乡高岩寨、雷山县开屯乡、大方县菱角苗族乡、普定县补郎区下老鼠都是武术开展得较好的地方。台江县五河乡则以河拳、五河棍著称。黎平县高岩寨有武术节，每年春节，武术高手们云集高岩寨，互相比武，以武会友。

贵州武术界，从历代方志文献中，发掘整理出38个流行拳种，891个套路，而苗族各种拳种套路超过100种且分属多种流派。

总的来说，苗族武术可分为徒手和器械两大类。

(1) 徒手：分粘功、策手、点穴、花拳（拳术）、礼示等五个方面。

粘功：即粘劲（内功）与功劲（外功）操练的基本功，它是苗族武术的基础。粘劲，心动而运之于气；功劲，意功而见之于形。粘劲以无明显形态之忌而致有形之表，手到劲发，风过草偃。功劲、粘劲彼此表里，其操练方法在苗家因地区不同而有差异，但其原理是一致的。

策手：即功防擒拿解脱等技巧，此为苗族武术之根本。苗家拳策手有“三十六攻，七十二防”即“一百零八手”之说。

点穴：又称神打。即穴道致伤的技击方法，这是苗族武术的绝招。点穴包括三部分一穴道、时辰、手法。传说“人身一百零八穴，七十二穴不致命，三十六穴致命”；技击家则从子、丑、寅、卯、辰、巳、午、未、申、酉、戌、亥十二时内人身血气运行之部位选择所击之穴道，且归纳成《时辰气血运行歌诀》。如“寅时气血注于肺”于寅时格斗，则击对方肺之穴道必死。点穴必须注意手法，如“双凤朝阳”法，意在击对方太阳穴；“隔山取宝”法，意在击对方章门穴等。

礼示：系表演时对观众表示礼节的动作。此项动作，在苗族武术中也很讲究，动作不繁多，且各地大体一致。分开堂礼、启手礼、毕手礼等四项。

(2) 器械：苗族武术器械有棍、锏、棒棒烟、钩钩刀、裢枷棒、木椅、竹条镖、流星锤、镗、挡靶、剑、斧、矛、钩、戈、戟、鞭等。

棍术：其棍常用坚韧木质制成，也有用铜、钢管做成。苗族称救兵粮刺树棍为一号棍，木绣花棍为二号棍，青冈木棍为三号棍。又有齐眉棍，七尺棍之别。其棍术分策棍、花棍两类。策棍又分单头和双头。

钩钩刀：是长柄小镰刀，高6～7尺，其手法近似棍，但以拖拉动作为主。如今在苗乡临近的汉族地区有“不怕枪不怕炮，只怕苗家钩钩刀”的说法。

裢枷棒：是硬木仿打荞麦的工具桩枷制成。分前后两节，中以藤条或铁环扣连，每节尺许，使用时以绞缠敲拂动作为主。此种器械与木椅都是官家禁兵器时，民间以家具或常用工具操习而成。

另外还有锏、棒棒烟等。其余器械形式和用法与汉族相同，不一一分述。

苗族历史上武林高手层出不穷，如石柳邓、龙乜妹（女）、杨岳斌、包利、张秀眉等，有些还考取武举。近年各地涌现出不少武术强手。安顺地区民族事务委员会苗族青年王华的苗拳在1982年贵州省第一届少数民族传统体育运动会上获优秀项目表演奖。1985年参加全省武术表演赛，获“三献”二等奖，1986年在徐州参加全国武术观摩交流大会，大会评定授予国家体育委员会颁发的“雄狮奖”。其武术技艺被编入《贵州拳械录》、《中国武术拳械录》。凯里市苗族青年文国林，在1987年10月全国武术观摩交流会上，他表演的拳术，一举夺魁。

第五章　文学艺术

第一节　口头文学

一、创世神话和迁徙古歌

苗族古歌是反映苗族远古社会先民们披荆斩棘、创世立业的传奇神话，并带有浓厚浪漫主义色彩的押调口头传承文学。《苗族古歌》是苗族的史诗和百科全书，是苗族古代的经典。其中三大方言区都各自有其独特的古歌。

黔东南方言的古歌，主要流行于台江、黄平、剑河、凯里、丹寨、麻江和雷山一带。艺人、歌手多在苗年节、祭祖节或其他重大节日在酒席场合中演唱或咏诵。

为更好地传承这份遗产，贵州省文学艺术界联合会于1954年即着手组织采编人员深入上述地区进行搜集整理，1956年以后，贵州省民族语文指导委员会、贵州省民族研究所组织多批人员深入苗族地区，进行大量搜集。在收得大量资料的基础上，经过翻译、整理，集印成《民间文学资料》第四、六、三十三、六十一、七十一和七十二集，计3万多行，4万多字。与此同时，凯里、丹寨、黄平等县的文化馆也集印了一些片段。

（一）《苗族古歌》由贵州省文学艺术界联合会下属的民间文学工作组，将上述《民间文学资料》按原风、原意进行排列、规范编成，于1979年由贵州人民出版社出版（该书荣获1983年全国民间文学优秀作品一等奖）；还有由潘定智等译注的《苗族古歌》两个版本。

《苗族古歌》流传于台江、黄平、剑河、凯里、丹寨、麻江和雷山一带，内容分四大组十三首。第一组《开天辟地歌》由唐春芳、汛河整理；第二组《枫木歌》由燕宝整理；第三组《洪水滔天》由潘光发、苏晓星整理；第四组《跋山涉水》由燕宝整理。

《开天辟地歌》包括《开天辟地》、《运金运银》、《打柱撑天》和《铸选日月》。其内容主要歌颂府方、养优、火耐、剖帕和黄虎五位力大无比的巨人，以及神兽——修狃，在"天地刚立下/相迭在一起/筷子戳不进/耗子住不下/虫虫压里头/水也不能流"的混沌乾坤里，举斧把天劈开，用蒿子把天撑上去，把地踏下来。由于蒿子秆不结实："天是常常垮/地是时时崩"，后出来宝、雄、且、当四位祖公，设计到东方运来金银，铸造成四根撑天柱，才把天稳撑太空，把地犁耙平整，又铸造了日月星辰。由于太阳和月亮有子、丑、寅、卯、辰、巳、午、未、申、酉、戌、亥各12个，白天晒得大地一片焦黄，夜晚照得大地一片白光，人们无以为生。于是，神人——桑扎爬上玉树，用弓箭射落11个太阳和11个月亮，并且命令剩下的一个太阳和一个月亮轮番出来。从此，

白天有太阳，夜里有月亮。
高山和深谷，日夜亮堂堂。
牯牛才打架，姑娘才出嫁。
田水才温暖，庄稼才生长。
饿了有饭吃，冷了有衣穿。

江略九千个（江略：即一个支系或一个部落），遍地喜洋洋……

《枫木》组歌，包括《枫香树种》、《犁东耙西》、《栽枫香树》、《砍枫香树》、《妹榜妹留》和《十二个蛋》。说的是枫香树种原本生在天上，是"仙风"把它们踩落下人间来，由巨兽——

修狃用大山作轭，用旋风作犁索，开始犁东耙西，平整大地。把枫香树种播栽在村边的水塘岸上。枫树长大后，成为鹭鸶和白鹤偷吃香两老人喂养在塘“窝冢”，老人一气之下把枫香树砍倒。

枫香树砍倒以后，从树心里生出妹榜妹留（蝴蝶妈妈）。榜、留与水泡泡“游方”，生下十二个蛋。由姬宇鸟孵抱了十六个冬春，十二个蛋才孵出雷公、水龙、老虎、蜈蚣和人类的祖先——姜央（一说阿耶）等十二个兄弟，于是这十二个兄弟：

各走各的路，各寻各的家。
雷公上天去，雷公管雨水。
水龙下大海，水龙管鱼虾。
老虎上高山，坐山称霸王。
姜央得地方，姜央喜洋洋。
开田又开土，做活忙又忙。

《洪水滔天歌》包括《洪水滔天》和《兄妹结婚》。说的是十二个兄弟分家后：雷公得牛马/姜央得条狗/犁田犁不动/插秧插不下/心里要气炸。于是上天去向雷公借牛犁田。把田犁好后，姜央把牛杀吃了，用牛尾巴插在田坎脚戏弄雷公。雷公生气拿板斧来劈姜央，又被姜央用计把雷公关在铁仓里。雷公无奈诓哄相两、相芒两兄妹给雷公酸汤喝，喝酸汤后，雷公力气倍增，炸开铁仓，上天去发洪水淹没姜央和大地。

临走时，雷公送给兄妹一粒葫芦瓜种让其种下，不日即长有谷仓大，姜央和相两兄妹坐在葫芦瓜里随水飘流到天上，保住了性命。待水消后，兄妹下到人间，开眼一看：

水淹一万年，水漫一万载。
浸腐老松树，泡烂老枫木。
大地变了样：有的成深谷，有的成山包。
坡岭绝树木，园里无青菜。

山中绝鸟兽，寨上断人烟。
只剩哥相两，只剩妹相芒。
怎样接宗祖，如何传后代？

相两和相芒到处找伴传宗接代，问遍了竹子、冬瓜、南瓜、山坳上的柙甲、水塘里的芯扭。都异口同声说：

水淹绝人种，水漫断人烟。
剩下葫芦崽，好像一双筷。
你俩就结伴，把人造出来。

兄妹在无可奈何的情况下，结婚生一个肉疙瘩，随即：砍成十二堆/俐成十二份/撒在五层坡/抛在五层岭：才成五支公，才成六支婆。分家传子孙，一代接一代。

这组《洪水滔天歌》，于1987年由钟敬文改选编入《中国新文艺大系》中的《民间文学集》。《跋山涉水歌》是《苗族古歌》的续篇，与前三组相隔的年代较远。此歌反映苗族从东方向西迁徙的艰辛过程。歌中以“寻找好生活”为契机唱道：

来唱五支公，来唱六支祖。
历经千般苦，迁徙来西方，寻找好生活。

于是扶老携幼、跋山涉水、熬过冰霜，跨越酷暑沿江而上，来到了向往的西方：

一支住方先，一支住方民，一支住者雄，一支住希陇，分开过生活（方先、方尼、者雄、希陇即今榕江、台江、雷山、黄平等地）。

来到西方定居以后：

开田又辟地，创造好生活。
地方八百寨，九千大村落。
鸡鸭审满寨，牛羊放满坡……

《苗族古歌》从开天辟地起，到跋山涉水告终。

（二）《苗族史诗》，是苗族古歌的另一个版本。由马学良、今旦译注，中国民间文艺出版社1983年出版，后又由国外学者译成英文在国外出版发行。计7 500多行。分五组十九首。即《金银歌》组，含《制天造地》、《运金运银》、《铸日造月》、《寻找树种》、《犁耙大地》、《撒播种子》和《砍伐古枫》；《蝴蝶歌》组，含《蝶母诞生》、《十二个蛋》、《兄弟分居》、《打杀蜈蚣》、《寻找木鼓》、《寻找牯牛》、《寻找祭服》和《打猎祭祖》；还有《洪水滔天》组和《溯河西迁》等。

《苗族史诗》比《苗族古歌》多出《打杀蜈蚣》、《寻找牯牛》、《寻找祭服》和《打猎祭祖》四首，其余大同小异。

此外，《苗族古歌》（苗文古籍本），1992年由贵州民族出版社出版。由燕宝编译，荣获中国民族图书奖二等奖。

（三）《贾理辞》，是苗族习惯法的法典。集印于《民间文学资料》第六、三十三和六十一集。由文经贵、唐才富搜集整理的流传于麻江、凯里、丹寨一带的《苗族理词》，于1990年以麻江县民族事务委员会名誉内部印刷。内分《给姜公驱“贾鬼”案》、《太阳和月亮案》、《水马火案》、《野猫与鸡案》、《狗马强盗案》等十四篇，属苗、汉对译本。较为完整的理辞是2002年由吴德坤、吴德杰搜集整理翻译出版的《苗族理辞》。此外还有尚未出版的丹寨王凤刚搜集的版本和黄平、施秉民委搜集的版本。

（四）《造天地万物》，集印于《民间文学资料》第十六集，流传于黔西北地区的《制造天地万物之歌》，说的是天地万物是列老史稠格蜜和一爷觉郎努两位老人造的：

造得天上平坦光滑如簸底，
造了金石钉在天上光闪闪，
造了云霞在空中飘荡荡，
造了高山和深谷。

森林哗哗响，
海水绿荫荫，
雄狮里面窜，
鹿子岩羊好栖身。

《杨亚射日月》说太阳和月亮是由六个铜匠七个铁匠拿金子造成八个太阳、拿银子造成八个月亮。树木晒枯竭，花草晒干黄。

杨亚于是携弓带弩，爬上岩桑树把太阳和月亮各射落七个，留下各一个在天上轮番出没。

《居诗老》、《则嘎老》反映居诗和则嘎两位老人，由迁徙到定居以后，开田拓土，创造美好生活的情景。《格自爷老·爷觉比考》叙述苗族先民爷觉比考与异部落沙蹈觉底发生战争，后因战败被迫迁徙的历程。歌中提到火药、火炮，也提到妇女穿花衣裙是“怀念祖先的记号”。歌中唱道：

一代传一代的往事，今天我们才知道：
很古的时候，自格乌神仙练兵的事。
小米颗粒无收，稗子尽是空壳。
砍伐树木造弓箭，格米爷老拈弓搭箭，
猛射沙家兵，七箭中七个，七箭倒七人。

《怀念失去的地方》歌，唱道：

三个老人来创造，造出衣服和花裙。
有失去地方的图影，一行与一行平行，
是斗南一莫江水的横流

《苗族迁徙歌》主要叙述苗族迁徙的过程，开篇唱道：古时苗族住在直米力，建筑城垣九十九座。城内铺垫青石板，城里住着格蚩尤老格娄尤老。

《谷佛补天》说远古主宰天上的是宏效，他任意把天空变成昏昏沉沉，摇摇晃晃，于是女神——谷佛炼青石补天，日月始放光明，大地有了生机的故事。

（五）《中国苗族古歌》，流传于黔东，苗语叫“都果都让”，意为古代、近代史歌，包括神话、祭祀、俗典等内容。该书由石宗仁翻译整理，1991 年 12 月由天津古籍出版社出版。全书12 000多行，分 11 部 19 首。

第一部《远古起源》的第一节《世界之始》唱道：太古的时候，天与地相同。地上看不见光明，天空看不见光亮。之后如《天地》、《时》、《人》。始创千种万物，大地上才出现龙身人首的乌基，才出现人首人身的代基。才生洛保造，才生闷造冷。几个仡雄苗人繁衍了 12 个宗支，仡雄苗人生息了 148 姓。第二节为《种植歌》，含《谷粟》、《五彩棉》和《除多罗树》；第三节为《中球水乡》、《父》、《母》、《役牛》和《鼓舞》。

第二部《傩公傩母》。说的是：果索是大滨天国的雷公/果见是大兜地国的酋长。后因两人发生矛盾，酿成洪水滔天，有姐弟二人有幸坐瓜上天幸存，水消后姐弟下到人间繁衍了人类：一百四十八颗肉呵/变成一百四十八户/一百四十八户呵/变成一百四十八姓。从此，东方有了人烟/西方有了民众。

后来，人们为感恩这对姐弟始祖，称姐为“圣母”，称弟为“圣公”，后才称为傩母、傩公。从此每年秋收后，仡雄苗人的子孙都要为圣公圣母还愿祭祀，都要为傩公傩母，戏歌欢舞祭祀烧香。保佑仡雄苗人大福大旺，保佑苗众如意吉祥！

第三部《除鳄斗皇》。第四部《部族迁徙》：含《迁徙》和《十二宗支》。第五部《辰州接龙》：含《祭龙》和《龙根》。第六部《嵩山祭祀》。第七部《婚配》：含《求婚》、《定婚》和《结婚》。第八部《纠纷》：含《婚姻纠纷》和《财产纠纷》。第九部《丧葬》。第十部《招魂》。第十一部《赶秋节》。

另外古老话《奶夔爸狗》，集印于《民间文学资料》第六十一集，全歌700多句，反映高辛女和盘瓠的图腾神话。

（六）《格洛格桑》，流传于今贵阳市附近，张富臣、王大公演唱，汛河搜集整理，编入杨正保、潘光华编的《苗族起义史诗》一书，1987年4月由贵州人民出版社出版。说的是：格波禄老人为保护苗家子孙，他和来犯敌人拼杀献出了自己的性命/后来苗家又出了个英雄/他的名字叫祖德龙/为了收复格洛格桑/他的鲜血把嘉西坝染红……

这是一部古代史诗。所以，每逢四月八日，苗民们都汇集贵阳市喷水池（英雄祖先牺牲的地方），纪念苗族英雄祖先——格波禄和祖德龙。

二、祭祀词

祭祀词在黔东南苗族地区尤为丰富，通观可洞察其社会的发展和演变。

（一）《祭鼓词》，由潘光华搜集整理，刊印于《民间文学资料》，是盛大鼓藏节的祭词，以传承于丹寨县境为最长。分《起鼓》、《祭鼓》、《颂鼓》、《捏蛋》、《拉鼓》、《凿鼓》、《造屋》、《绷鼓》、《换鼓》、《接鼓》、《引鼓》、《剥牛旋》、《洗鼓》、《淋花竹》、《送鼓》等。计12 000多行。

（二）《神词》，流传于黄平、施秉一带，有《神词》、《神源》、《祭典》、《卦卜》、《过阴》、《土地神》、《甘新神》、《火神》、《梁衣神》、《桥神》、《路神》、《三十九岩神》、《十二路方坪鬼》、《水神》、《畜圈神》等。39段，计20 000多句，由杨通胜、潘世华等人搜集整理。

（三）《烧汤理词》，这是神判的习惯法法典。双方发生纠纷，明理难断，即以大锅用三桶食油、三升糯米、三升小米等，烧得滚烫，锅底置斧，判师念理词，双方各用手捞取斧，谁的手不被烫伤为胜，也有双方煮粽粑断案的，熟者为胜。搜集于黄平、施秉县内的《烧汤捞油词》计有880句，《煮粽粑理词》224句。

（四）《议榔词》，此举为民间立法，或婚姻、或山林土地、或盗窃，均以议榔定约，共同遵守。将榔牛杀死，以血伴酒。由榔师念词，凡参与者必喝"血酒"，并立石、植树。谁犯即以榔规处置。此举至今尚存，也取到一定的社会功效。

三、叙事诗

在苗族文学艺术领域里，叙事诗也占着重要的篇幅。最盛行的要数爱情叙事诗，其次为歌颂长寿和起义斗争叙事诗。

（一）爱情叙事诗

《仰阿莎》，美丽的仰阿莎原嫁给太阳为妻，因太阳每天在外说理判纠纷，十分傲慢，因为没有爱情，仰阿莎便爱上了月亮。仰阿莎是苗族神话中的美神。

《阿姣金丹》，阿姣与金丹同一氏族，产生爱情，遭到理老反对，提出先以白牛祭祖，重立规章，分支开亲，方能结为夫妻。此类还有《久宜和欧金》，均流传于台江、剑河一带。

《贞芙和秀尤》、《多往颂和哥想共》、《九哥和珍福》，均同类题材，流传于丹寨、雷山和榕江一带，编入潘光华的《贞芙与秀尤》一书，内容以天仙女——贞芙和人间男主人——秀尤悲欢离合的爱情为主线。歌的开头唱道：

天离地九十九里，地隔天九十九层。
有情不怕千里路，无情哪管门对门。

继而分慕凡巧遇、定情成婚、回门认亲、迫害吊尸、入狱思情、出狱重逢等章节铺叙。

《盖绕和玛柔》，流传于纳雍、大方、威宁、赫章一带。全诗描写盖绕与玛柔冲破旧势力束缚爱情的枷锁，双双逃入深山野岭又与猛兽搏斗，跳入五子设陷的火海殉情，变成了映红天边的彩霞。

《娥扎和召觉诗那》，流传于黔西北，叙述美丽手巧的娥扎与青年猎手召觉诗那成婚后，召觉诗那由于娥扎太美丽，一直守在她身边。娥扎于是画了自己的一张画让召觉随身携带，不料画被风吹到皇帝诗鸟诺的宫殿，诗鸟诺千方百计把娥扎寻进宫。入宫后娥扎整天不吃不笑。不久，召觉穿上百鸟衣来到殿前吹笙，娥扎始绽笑脸，并让皇帝也穿那件百鸟衣。穿后娥扎指皇帝是只怪兽，叫召觉把他射死。从此：

诗鸟偌皇帝死了，娥扎和召觉诗那坐天下。
男女耕田种地，女子绩麻纺织。
亲朋常来常往，歌声充满苗家……

《阿蓉和略刚》，是一首反映受到官家迫害，也反映与官家作斗争的爱情叙事诗。全诗在榕江、雷山、丹寨等地流传很广，由余礼、许士仁、潘光华等搜集整理，集印于《民间文学资料》第五集。

《牧鹅姑娘一梅朵》，今旦整理；《阿妮》（原歌为《青蛙后生和三妹》），潘光华整理，均选编入1987年贵州民族出版社出版的《锦鸡泪》一书。

（二）长寿叙事诗

以流传于台江、施秉、黄平和贞丰一带的《榜香由》为最盛行。诗中主要歌颂几经返老还童、活了1 200岁的榜香由。这种歌往往在酒席场合中演唱，借以感谢主人的盛情，并歌颂他像榜香由一样长寿。榜香由是苗族崇拜的象征。由乔波、姜开鹏、桂舟人、唐春芳等搜集整理，集印于《民间文学资料》第五集。

（三）起义斗争叙事诗

《独戈王》，流传于清水江和都柳江中上游沿岸，说古时有一苗族头领叫独戈王，牧守七头白牛可堵断河水，得到天地神赐一把宝刀，杀敌所向披靡，带领苗众反官，皇帝见势与之求和，设计把公主嫁给他，公主探得宝刀秘密，皇帝遂破其密，独戈王败。歌头唱道：

从前世道坏，卯年苗家反。
独戈王反官，杀敌像砍柴。

《甸丢依》，流传于都柳江上游苗乡，甸丢依原是猎人。他的包头巾是野藤打的，项戴一串鸟头，还有一百二十只鹰爪，身穿各种兽皮。他拈弓搭箭，飞上九重天。把官兵打退了，从此地方得太平。

《告刚》，由潘光华搜集整理，编入1987年出版的《苗族起义史诗》，歌中唱道：

人要上人头税，走路要拿买路钱。
逼得穷人不能活，死得尸骨遍山野
……
告刚催马杀进城，砸烂吃人的衙门。
夺回救命粮，赎回买路钱……

《吴八月》流传于湘、黔边境一带歌颂乾嘉起义首领吴八月。

《石柳邓》，歌颂乾嘉起义首领，全诗300多行，由龙文玉、杨昌鑫、苗青整理，编入《苗族起义史诗》一书。歌云：

肆官打马跑不停，十万火急报京城，苗家反了石柳邓。
乾隆皇帝吃一惊，忙下圣旨传七省，十万大军围苗岭。
联络三保和八月，还有精干吴半生。
紧紧扭成一股绳，四下埋伏等官兵。

《张秀眉之歌》，反映咸同年间，张秀眉、杨大六等率苗众起义斗争的悲壮事迹：

酉年涨大水，浪打到天头，蝗虫吃稻子，啃得光秃秃。
官家良心丑，“抽厘助饷”忙，搜刮穷苗疆，百姓断米粮。
有个张秀眉，天下好儿郎，手持百斤刀，吼声如雷响。
杀我秀眉杀不完，苗家繁殖如鱼崽。
以后我还要回转，苗家又要站起来。

由燕宝、苗丁翻译、整理，于1987年由贵州民族出版社出版。

《肯胧拨朵造反歌》主要叙述陶兴春领导黔西北地区苗族起义的英雄事迹。

（四）生产劳动叙事诗

《春天歌》，是一首充满诗情画意的歌，以重叠的形式唱道：

那天气暖来暖来，那树叶发呀发呀！
那田水流呀流呀！那虫子叫呀叫呀！

《春季歌》，歌唱冬去春来，阳雀开口，各种拟人化的花草树木发芽开花：蚱蜢爬在稻枝上/螳螂跳到田坎上/一个给一个说：

春天回来了，春天回来了。
春风在山洞打鼓，花听花就开。
草听草就长。金银花穿花衣，
爬在园边竞青春。太阳用盐撒，
太阳用油炒，炒得泥巴香喷喷：
花才喜欢开，草才喜欢长。

《打杀蜈蚣》，反映苗族迁徙定居以后，与毒蛇猛兽争夺田土、播种庄稼的事迹。

姜央在山上开荒，开完东边开西边。

挖裂田角角，蜈蚣对姜央说：

“你开荒只能开东头，不要开过我西头，

西头有我的牛圈。还有我爹爹的坟。”

于是姜央与蜈蚣打杀起来，赢得了土地，开田种庄稼。

《活路歌》（一）、《活路歌》（二），流传于雷山县境，长500多行，余礼记译，龙玉成整理。《活路歌》（三）流传丹寨县境，余西成唱，潘光华翻译整理，集印于《民间文学资料》第二十四集。长400多行，反映按季节松土、播种、饲养、狩猎、喜获丰收、丰衣足食、娶亲嫁女、祭祖求福的盛况。此外还有《种棉歌》、《纺织歌》、《造纸歌》等。

（五）开亲结戚叙事诗

这类叙事诗以流传于黄平、施秉一带为最丰富和完整。

(1)《分支开亲歌》、《刻木开亲歌》集印于《民间文学资料》第十七、五十二集。

(2)《开亲歌》，分《生亲》、《亲在东方》、《三路亲》、《人类开亲》、《遇亲》、《白水牛订亲》、《做媒》、《送刻棒》、《刻木》、《称银》、《交银》直到《普天下得亲》等，计13 000多行。由杨通胜、涪宕、杨世章、杨培德等搜集、翻译、整理，贵州省少数民族古籍整理出版规划小组办公室主编、贵州民族出版社出版，苗、汉对译本。

《出嫁歌》，流传于丹寨县境，由潘光华、江波搜集整理，发表于《民间文学》1964年第三期，计400多行。以雷、龙械斗，连绵旱灾，普降春雨，打田插秧，买牛开亲，姑娘打扮，离乡背井到在男家成家立业，生儿育女。

《换嫁歌》，叙述由嫁男到嫁女的曲折过程。流传于雷山、丹寨县毗邻地区，计500多行。

此外还有《逃婚歌》、《还娘头歌》等，都属开亲结戚叙事诗的范畴。

近年由唐春芳根据民间故事编的《苗家伉俪情》叙事诗，以苗、汉对译形式，反映了青年翟雄爱上了姑娘——妮秀。结婚时，由于媳妇进屋逢申酉，有克传统吉利，被婆母撵回娘家。翟雄和妮秀便双双跑到外面经商，致了富，翟雄想念母亲，妮秀不计较婆母无理撵她，三年后满载回家。婆母羞得无地自容，妮秀却双手扶助婆母，好言安慰。又举行第二次婚礼，人客满坐，酒歌四起，共庆这对恋人敢于冲破旧的传统，在外经商致富，人财两旺，为苗族青年开创了一条走向致富的道路，更是赞贤惠、能干的好媳妇——妮秀。全诗苗、汉各 3 000 多行。

四、传说故事

（一）传说

（1）反抗民族压迫的起义斗争传说。

《包利王的故事》叙述清雍正十三年（1735 年），原台拱厅交上寨（现大红寨）苗王包利，曾参加白党起义失败于台拱莲花屯后，又与巫梭寨首领三兜、巫迷寨首领耇翁密三人结义，四处以挑叶烟卖为名，秘密潜往古州八妹、高表联络，号称苗王出世，举行起义，率领苗军攻打王岭讯。包利挥舞七卡利剑，所向披靡，清军闻风丧胆。后来，由于舅父出卖，把包利的宝剑弄坏。清军蜂拥破寨，宝剑失灵，告别妻小，率众进入牛皮大箐，继续与清军周旋，终因弹尽粮绝被俘，壮烈牺牲。

《往都科、播都玲》，即“骑着铜铃马的往播王”之意。“往”义即“王”。传说往播是一位英雄，有了宝刀显示神奇作用以后，苗家推他为“王”而给他的尊称。这个传说在黔东南各个苗族县区都流传。

叙述从前有个孩子，名叫往播，生下来就是哑巴，长大以后到坡上砍柴，遇到一个白胡子公公，提着一条大鱼，迎面走来，往播喜欢那条鱼，才会说话，马上向白胡子公公买了那条鱼拿回家去，丢在锅里煮，却煮不死，捞出来划开鱼肚一看，发现鱼肚子里有一把小巧的宝刀。他拿指鸡，鸡头掉；指狗，狗头落；苗家认为他是能人，举他为“爸往”，希望他保护苗家。“爸往”的名声象铜鼓山顶上敲，传到东方国王的耳朵里去。听到苗家出了爸往，怕和他争王位，便下令给他的官兵领了几万兵马像一群蝗虫遮天盖地扑向苗家。爸往用他的宝刀与来犯者展开一场恶战。爸往宝刀飞舞，敌兵人头落地；再飞舞宝刀，敌兵纷纷倒下。恶战了一个早上，国王的兵死成堆。但是国王的兵杀红了眼，不服输，又从别处调来兵马，将苗寨团团围住，爸往与敌人战斗，又杀了一个下半天，官兵全死光了。东方国王打不赢苗家，就把女儿嫁给爸往，和亲了事。谁知东方国王这样做是个计策，他不是诚心把女儿嫁给爸往做妻子，而是嘱咐女儿来做暗探，设法整坏爸往的宝刀，然后再派兵来打苗家。东方国王的女儿嫁给爸往后，找到了爸往的宝刀，并且把它弄坏，然后写信告诉东方国王，立即派兵来打苗家。这时爸往的宝刀失灵了，杀不死官兵了，而苗家的兄弟们死伤殆尽，爸往失败了，就骑着一匹配有铜铃的飞马，由现在的县境飞到现在凯里市的香炉山上去，踏破岩山，拣石头继续打官兵。但是官兵来的太多，寡不敌众，爸往最后被活捉。他对官兵说：“你们打个铁柜，把我关在里面，抬到东方去向你们的国王请赏”。官兵们把爸往抬到了东方去，东方国王听说活捉了苗家爸往，高兴得急冲冲的亲自出来打开铁柜，想先审问，然后把他杀掉。谁知爸往变成千上万只大蚂蜂，从铁柜里一下子飞了出来，直扑东方国王和他的大小官吏，螫得他们喊天叫地，抱头乱窜全部螫死了。接着愤怒跃起在空中，人们听见空中一声雷鸣，金光四射，爸往英勇地降落在地，化成苗家，这样，苗家才又繁荣兴旺起来。

《反清英雄张秀眉的传说》讲述反清英雄张秀眉（1823～1872年），清咸丰同治（1851～1874年）年间贵州苗民起义首领，台江掌就村人，苗族，出身贫苦。自幼精明出众，富有正义感和反抗精神。咸丰初年，黔东南连遭旱涝、虫灾，颗粒无收。加之天灾人祸，清廷昏庸腐败，欺压百姓，民不聊生，怨声载道，民变蜂起。饥饿的苗民请愿减免赋税，归还被汉、苗地主强占的土地。清朝官府不但不予回答，相反对苗民展开血腥屠杀，声称要“灭苗清产，安屯设堡”。苗民群情激愤，共同推举愤世不公、伸张正义的农民张秀眉为元帅，举行武装起义。咸丰五年（1855年）三月十五日，秀眉在展梅尼召集各地头领李洪基、包大度、杨大六、金大五、潘老冒、九大白、刚保牛等杀牛歃血议榔起义。提出“赶走官兵，夺回土地，永享太平”的政治主张，义军数万，兵分三路，挥戈东进。在广大人民的热烈拥护下，起义军以风卷残云之势，在一年多的时间内，先后攻克占领了台拱、岩门司、丹江、镇远、石阡、铜仁、黎平、都匀等地府州厅县，出现了“千里苗疆，莫不响应”的局面，使贵州东南部的半壁江山连成一片。以苗族张秀眉领导的贵州东南部苗族义军，北连汉族号军，东联侗族义军，南联水族和太平天国军，掀起了反抗清王朝封建专制统治和民族压迫的武装斗争，义军所向无敌，威震了湘、桂、川、滇诸省，清军闻风披靡。1869年清廷急调湘、桂、川、滇四省青清兵入黔，向义军的平越、黄平、麻哈、天柱、镇远等地疯狂进攻。是年五月，包大度率军设伏于黄飘，痛歼湘军30余营，提督荣维善当场击毙，两万官兵全军覆灭，震动了清廷。1865～1869年间，义军与湘、黔、川、桂、滇等五省清军浴血奋战，原占地相继沦为敌手，秀眉退守清江、台拱。1870年，清江、台拱失利，秀眉退往雷公山与敌周旋。秀眉转战乌鸦坡和乌东山。1872年4月13日，经过激烈的白刃战，秀眉负伤被俘。湘军将秀眉装在木笼里，囚送至长沙。路经台拱，苗族人民扶老携幼纷纷到路边的山上，向这位反清英雄哭泣告别。秀眉引吭高歌，鼓励亲人们继续斗争。秀眉在酷刑之下，临死不屈英勇就义。坚持十八年之久的苗族农民起义虽然失败了，但却有力地支援了太平天国革命，沉重地抨击了清王朝的统治和外国资本主义侵略势力。同时，张秀眉在领导苗族人民反抗清王朝封建专制统治的武装斗争中，追求真理，匡扶正义，不屈不挠，英勇斗争的精神令人敬佩！苗族、汉族和各族人民在战争中用鲜血凝成的友谊，万古长青！秀眉的英雄业迹鼓舞着各族人民，增强自尊心、自信心和自豪感，并促进民族大团结。秀眉的英雄业迹已载入我国史册。

为了缅怀反清英雄张秀眉业绩，台江县的各族各界人士，以及邻县雷山县、省州各级领导及各界人士，于2000年4月19日（竖像这天正值清咸丰1855年3月15日，张秀眉召集四方豪杰会师于台江展梅尼杀牛歃血议榔起义145周年纪念日）于台江县城郊台拱寨文化广场中心竖建一尊由大理石雕镂的张秀眉塑像。在隆重揭幕仪式的上午，数以万计的苗族同胞身着节日盛装，迎着朝霞，吹笙跳舞，尽情欢度这一盛况空前的揭幕庆祝活动。

《往留牟》，即“留牟王”之意。从前苗家本来住在平原地方，有吃有穿，后来东方国王心狠侵占了苗家的大坝子，把苗家赶上高山，大家靠开荒过日子。一天，有个苗家老头子在坡上挖荒，听到下边山坳上有两个一老一少的仙人讲话，老仙人说路的右边地势好，能出皇帝。小的仙人说路的右边只能出大官，路的左边才出皇帝。两人争执不下，打赌插树枝，谁的开红花，谁的话就是对的。老仙人把树枝插在路的右边，小仙人把树枝插在路的左边，隔日来看，小仙人插的树枝开了红花，老仙人输了。但是他说：“还要有个命合的人埋在这里才出皇帝。”小仙人说：“什么是命合的人？”老仙人说：“哪家死了老人，抬到这里走来走去，索子断了，棺材恰恰掉在开红花的地方，把他埋在这里，这样才出皇帝。”两个仙人的这些谈话，开荒的老头子全都听清了。回到家里，把以上情况告诉大儿子往留牟和二儿子金留牟，并且交待他们：“以后我死了，你们就抬到我开荒下边的那个山坳去，要来来回回地走，棺材掉在哪里，你们就埋我在哪里，这样，以后你们就有好处。”不久，老人生了一场大病死了，两兄弟把他抬到山坳上去来来回回的走，索子一下子断了，棺材恰恰掉在开红花的地方，两兄弟就把他爹埋在那里。当天夜里，老人托梦给两个儿子，叫他们在十二天之内不要出门，第十三天早上，当太阳升起的时候，拿着箭往东方射去，然后再出门。两兄弟听了老人的话，关门在家里坐。过了几天，寨上有人来到门外劝他们不要太难过，应该出门去走走，两兄弟不便答话，没有出去。又过几天，有人说他们园里的菜被猪吃了，叫他们赶快去撵，两兄弟照样没有出动。到了第十二天早上，有人说他们家的小米秧被哪家的牛吃了，叫他们快出去撵，这时弟弟忍不住了，冲出大门去撵牛，往留牟劝不住，只好取下壁头上的弓箭，打开窗子，“嗖”地朝着东方射去，跟着也跑出去撵牛。这时东方国王正在吃早饭，只听“当”的一声，正射中国王饭碗。东方国王拣起一看，大吃一惊，晓得苗家地方出了能人，要来和他争夺天下，就派人到苗家地方来寻射手，加以谋害。这时兄弟俩也互相抱怨，不该违背老人的衷告，期限未到就慌忙把箭射出去，只射中东方国王正在吃早饭的碗，没射中东方国王。东方国王派出来的差人，经过调查，知道往留牟是能人，不敢杀他，想哄他到东方去当大官，让东方国王自己杀掉。但出发时，死去的父亲托梦给往留牟，教他把石头打成马，然后骑着到东方去，差人看见了，吃了一惊，派人提早回去告诉东方国王，作好应付办法。东方国王听了，认为往留牟太厉害，对付不了，就派兵到半路来杀往留牟。在这当中，老人一再显灵，教往留牟一次又一次的冲过险关，最后来到京城，防城的官兵太多，老人显灵把往留牟变为小猪崽，滚一身稀泥浆，从人缝中窜进京城里去，然后把往留牟还原成人。跑进皇宫，举起九千斤重的铜鼎，东方国王听见了，知道大势已去，宣告退位，由往留牟当国王。往留牟当上国王后，按照老人托梦的话，治理国家，把东方国王所有的兵器打成锄头，交给百姓种田种地，这样，苗家重新回到平原大坝，有吃有穿，过着幸福的生活。但是这时往留牟还年轻，还没成家，人们关心他的幸福，派一些后生，陪他到天上去找嘎良姑娘（即天上仙女）游方，找个最美丽的仙女做妻子。他们到天上玩了一天就想回来，嘎良姑娘舍不得，要留他再玩两天。谁知天上的一天等于地下三千年，他们去天上一天，就等于去了三千年，还要等两天才回来，就是六千年以后才回来，所以往留牟他们还在天上。在这当中，东方国王又起黑心，重新登基压迫苗家，把苗家赶上高山，靠开荒过日子。大家在痛苦之中，天天抬头望天上，用锄头指天上，声声的呼唤："爸往，你快回来吧！东方国王又在压迫我们了，你快回来救我们呀！"这个传说反映苗族被迫起义取得胜利，又遭失败，宁死不屈这样一系列过程，是苗族既英勇而又悲惨的历史写照。

（2）节日传说

如"龙舟节"、"吃卯节"、"吃戌节"的传说等等。"吃卯节"苗语叫"瑙卯"，汉语称"吃新"。关于它的来源，各寨有各寨的说法。流传在台江南宫、方秀、翁脚等村寨的传说是这样的：从前人们在插完秧之后，认为活路做完了，就天天吹芦笙、跳舞和欢乐，有个"爸往"（意为父王），认为不好，要大家在插秧以后照样要做活路，等到六月初头卯（农历），秧苗抽了穗，收成有了保障，丰收在望，大家再来吹芦笙、跳舞和玩乐，大家觉得爸往说得对，就规定在每年六月第一个"卯日"再吹芦笙、跳舞和玩乐。以后年长月久，约定俗成，每年六月第一个卯日便成了节日。有些村寨从这一天起，到打谷为止，每逢卯日，都要过一次节。有些村寨（如台江南宫）规定在六月第一个卯日以前不能吹芦笙。否则，秧苗就不能抽穗，年成就不好。这个传说体现了苗族既热爱欢乐更热爱劳动的观念，体现了有劳动才有幸福这样的正确认识。

“吃戌节”苗语叫“号新”，流传在交包寨。传说内容是：以前交包寨同样过“吃卯节”，后来因为该寨的姑娘都出嫁到现在榕江县属利岛、排对一带去（族外婚）。当时过“吃卯节”时，各寨出嫁的姑娘，都要回娘家来过节。交包寨和利岛、排对距离较远，一次过“吃卯节”时，出嫁的姑娘们没有及时来到，戌日才回到娘家，她们没得和父母兄弟姐妹们一起过节，心里很难过。为了安慰她们，交包寨的父老兄弟们，决定在她们来到的戌日再过一次节，吹芦笙跳舞，和出嫁的姑娘们共同欢乐。为了使出嫁的姑娘们以后不再失望。该寨以后过节改在戌日举行，把“吃卯节”改为“吃戌节”，沿袭至今不变。这个传说，充满了骨肉之情，很富有人情味。

（3）地名传说

如《九岭十三湾》的传说。九岭十三湾在台江城关北郊数里之外，其得名是这样的，清咸同年间，苗族英雄张秀眉领导苗民起义，反抗清廷。清军深入苗疆，张秀眉在镇远、三穗至台拱厅各处高山上，遍安石碓，发动妇女舂踩，日夜“咔谷喽咔谷喽”的响，清军认为义军在这一带设有大炮，因而畏惧，三年未敢前进一步。但又害怕朝廷追究罪责，就编了一个顺口溜诉苦说：台拱厅附近有个“九岭十三湾，马跑十三天，有水不够猫吃（吃读 qā，湖南口音，因当时清军多为湖南人）饿死马，干死兵。”所以久战无功。其实这里只是三四里地的普通山湾，不是什么军事要地。这个传说，嘲笑了清军无能，歌颂民族英雄张秀眉的智慧和策略。

（4）名胜传说

如《倒栽杉》、《为什么祭楠木》便是。《倒栽杉》叙述纠毗寨一棵古杉的来源。对此，吴通发同志在《倒栽杉》一文中说：“《贵州通志》记载：清雍正十年（1732 年），苗族起义军被清军哈元生部追逼至此，形势危急，义军首领乃折杉一枝插地中，祝曰：‘吾种若存则杉活，种灭则杉死。’逾年，树果活，并且繁茂至今已二百五十年。这棵倒栽杉，现高 16.7 米，干围 6.7 米，树干上端长出许多枝条，倒垂如伞状，覆地约一亩。从地面顺枝攀登，可以达树顶”，此即当年被折断处，如今发展宽大，中有陷穴，深和周长均约 1 米，常年积水，盛夏不旱，有蛤蟆游泳其间。穴旁分发两株枝桠，大亦合抱，唯向上长，与其他倒垂枝条相背。据当地老人传说，清咸丰五年（1855 年），苗族起义英雄张秀眉，曾集义军于此树下盟誓，杀牛饮血“告榔”（即‘议榔’），制定起义榔规。因此，这株树又称“英雄树”，每逢祭祖节，附近苗族人民，虔备酒食，集于树下奠祭，吹笙踩鼓，以示纪念。这个传说，借物叙事，歌颂苗族历代英雄如何关心民族存亡，后世子孙永远怀念他们。

《为什么祭楠木》，是流传在登鲁寨的传说，叙述以前有个东方国王，为了霸占苗家地方，派兵来打苗家，登鲁寨有个年高德厚的老人，名叫固马（即马公），带领苗家和官兵决战。开始苗家次次都打赢，后来官兵来得太多，苗家打不赢，固马带领大家退守本寨。一夜，官兵前来偷袭，登鲁寨的人们，听到寨边一片喊杀声，便冲了出去，只见寨边所有的楠木树，变成无数个高大的巨人，个个举着火把，照亮山山岭岭，然后把枝桠变成利剑，把叶子变成石头，一齐向官兵射杀和投掷去，眨眼功夫，官兵死得满山满岭，巨人们还原成寨边楠木，寨子重新恢复宁静。从此，登鲁寨的人们认为楠木是神树，对本寨有救命之恩，大家就相约议榔，不准砍伐寨边楠木树。以后每逢过节，家家户户都要备酒肉供品，祭奠寨边楠树。在炎热的天气，大家都集中到楠木树下来乘凉，听老年人摆谈以上传说。清风明月之夜，外村后生和本寨姑娘，都在楠木树下谈情说爱，希望楠木祝福他们的爱情。这是该寨先民编讲这个传说的主要原因，其所以赋予巨人打官兵神话情节，意在把热爱变成信仰，加强人们对楠木的保护。

（二）故事

苗族故事很多，故事内容极为丰富。

《两兄弟分家》、《两兄弟做生意》、《两姐妹出嫁》，是同属惩恶扬善的故事。

《两兄弟分家》，说的是从前有两兄弟，哥哥狡猾，弟弟老实。后来分家，哥哥要一条牛，弟弟得一只狗。到了春天，开始做活路，弟弟没牛，就用狗犁田。一天，有两个过路的花线客看见，就和弟弟打赌，说弟弟能用狗犁完一块大田，他们愿输两挑花线给弟弟。说完，弟弟用饭粑团一次又一次地往前面甩，狗为了想吃饭粑团，一次又一次地背着犁往前面跑，不一会功夫，就把一块大田犁完了，两个花线客输了两挑花线给弟弟。哥哥知道了，非常羡慕，就向弟弟借狗去犁田，同样碰到另外两个花线客，同样打赌，可是狗就是不跑，犁不完一块大田，得不到两挑花线，哥哥就把狗打死。弟弟把狗拣回来，埋在菜园角角，生出一根竹子，非常好看，弟弟无事就去摇，落下很多金片银片，结果发了大财。哥哥知道了，又来央求弟弟，让他去摇一回竹子，谁知落下的全是毛毛虫，螫得他横身红肿，哥哥用柴刀把竹子砍倒。弟弟又把竹子拣了起来，划成篾条，编成一个鸡笼和一个鱼篓，鸡笼放在屋当头，鱼篓安在河里。结果寨上的母鸡都到他的鸡笼里来生蛋，河里的鱼都钻进他安的鱼篓里来，这样，弟弟天天都有鸡蛋和鱼肉吃。哥哥知道了，就来讨鸡笼放在他的屋当头，讨鱼篓安在河里，可是寨上的鸡都跑到他放的鸡笼里来屙屎，河里的蛇都钻进他安的鱼篓，哥哥气极了，几脚就把鸡笼和鱼篓踩扁了。弟弟把鸡笼和鱼篓拣起来，烧成了灰，拿去作包谷肥，结果包谷长得比人还高，背包有牛角大，猴子们看到了，夜夜都来偷吃，弟弟觉得可惜，就夜夜去守。一夜，他睡着去了，猴子们认为是个死人，把他抬去孝敬老虎，谁知抬到山洞，猴子们拿出金杯银碗来摆，准备大请宴席，闹声惊醒了弟弟，睁眼一看，吓了一跳，大吼一声，翻身爬起，猴子们认为死人复活，一定有鬼，慌忙出逃，弟弟把所有金杯银碗拣个满怀抱回家。哥哥知道，更是眼红，又慌忙请求弟弟，让他去守一夜包谷。这夜猴子们又来，看到哥哥躺在土边，以为是昨夜的弟弟又来哄他们，就一拥而上，把哥哥捆个死紧，然后抬去孝敬老虎，谁知到了半路，哥哥放了一个屁，猴子们闻到臭味，认为是个烂家伙，就把哥哥丢到悬崖下摔死了。

《两兄弟做生意》，说的是从前有两兄弟出门做生意，赚了一挑银子回来。谁知到了半路，哥哥却起黑心，把弟弟按倒在地，抠掉他的一双眼珠，然后挑着银子转回家来。弟弟倒在路边，一声一声哭，有个仙人走了过来，向弟弟问明原因，然后引弟弟到一处山坳上去，临时搭起一栋房子，把弟弟安顿在后面房间躺着，并且告诉他："等会有人到我家来闹寨，你不要怕，也莫做声，他们说什么，你都要记住。"不久天黑，老虎、豹子、豺狼、猴子等等野兽到仙人的房子来闹寨，闻到弟弟的气味，就嚷着说仙人家里有肉，要搜出来吃。仙人假装生气，骂野兽们乱说。野兽怕仙人，就不再闹，开始摆龙门阵，老虎说山下水井里有一双漂亮的眼珠，哪个瞎了的人摸到了，安在眼睛，一定重见光明。豹子说，山下桥头底下埋有一坛银子，哪个人挖得了一定发财。豺狼说，山下岩洞里有很多绸缎，哪个人发现了，抬回家去，一辈子也穿不完。野兽们摆完故事就分散了，仙人教弟弟按照野兽们的话去找眼珠、银子和绸缎，然后就不见了。弟弟慢慢爬到山下水井一摸，得了一对眼珠，安在眼里，果然大见光明；

接着到桥头一挖，又得一坛银子；再到山洞一看，果然有很多绸缎。弟弟把这些好东西捆好，挑回家来。哥哥看见了，先是吓了一跳，接着羡慕起来，厚着脸皮来问弟弟，是什么原因这样走运？弟弟把一切经过告诉了他，哥哥就要求弟弟和他回到那节路上去，请弟弟把他的眼珠抠了，让他也走好运。弟弟不干，哥哥就自己到那节路上去，把自己的眼珠抠了，倒在路边哇哇地哭，仙人又来了，问他为什么哭？哥哥说："我和弟弟出门做生意，赚一挑银子，谁知来到这里，我弟弟却把我的眼珠抠了，一个人把银子挑回家去了。"仙人二话没说，把他带到原来的山坳去，搭好房子，叫哥哥到后面房间躺着，什么也没交代。不一会，老虎、豹子、豺狼、猴子等野兽又来了，一进门就说仙人家有肉香味，一定要搜出来吃，这回仙人不阻拦它们了。说："那你们就搜吧！"野兽们马上寻找，找到哥哥，就你一扯，我一提，几下子把哥哥吃光了。

《两姐妹出嫁》，说的是从前有两姐妹，父母早亡，由奶奶抚养她们，奶奶待他们极好。后来她们长大成人，奶奶却老了，要靠他们来照料。妹妹很懂事，侍奉奶奶很好。姐姐却忘恩负义，讨厌奶奶，不但不照料奶奶，反而骂奶奶不早点死！由于妹妹贤惠，处处都来求亲，比姐姐提前出嫁。当她离家的时候，奶奶赠言说："遇黑水井你洗头，过白水河你洗脸，爬鸡屎坡提高裙子，下火麻草沟放矮裙脚。"妹妹记好了就离开家门，路上遇到黑水井，停下来洗头，头发变得象青丝一般的好看。过白水河，她停下来洗脸，脸上变得象鸭蛋一样的漂亮。爬鸡屎坡，她提高裙子，路上的鸡屎一点也沾不着她的身上。下火麻草沟，她放矮裙脚，路边的火麻草一点也挨不着她的脚杆。到公婆家，她象仙女一般的美丽，公婆家说不出的高兴。姐姐听到妹妹出嫁变得漂亮，就跑来问原因，妹妹把奶奶对自己的赠言说了出来，姐姐觉得自己待奶奶不好，不好请奶奶赠言，就对妹妹说："好，那以后我也想法出嫁到你这边来，路上照你一样的做。”不久，姐姐果然出嫁到妹妹附近的寨子，路上遇到黑水井，她停下来洗头，黑水井忽然变成白水井，把她的头发洗得象麻线一般的灰白。过白水河，她停下来洗脸，白水河忽然变成黑水河，把她的脸洗得象锅底一样的黑。爬鸡屎坡，她虽然把裙子提得高高的走，但鸡屎却纷纷向她的身上跳去，巴得她一身脏稀稀的。下火麻草沟，她虽然把裙子放得矮矮的走，但火麻草却向她脚下乱钻乱打，螫得她的脚杆肿象碓杆一样粗，痛得她哇哇地叫。路上这一切，接亲的人们全都看到了，他们认为姐姐一定有鬼，不能引这样的人去给主人家做媳妇，因而，拔腿就跑。姐姐知道接亲的跑了，自己也跟着跑。来到寨边，人们看到姐姐那副怪样，以为老变妈来了，就关门的关门，逃的逃跑。接亲人跑进婆婆家，把路上的一切说了出来，婆婆家壮起胆子，跑出叫嚷不要她做媳妇。寨上的人也跟着助威，不让姐姐进寨子。姐姐没法，只好返回家当一辈子老姑娘。

《钓鱼郎》又名《龙妻》，说的是以前有个穷后生，以钓鱼为生。他听说海里有个龙女非常能干，谁要娶得她做妻子，生活就会幸福。他知道自己是穷人，娶不起龙女，每次到河边钓鱼，总是难过地唱到：“讨不到龙女做妻子，得个龙螺蛳来看也可以”。龙女听了，同情钓鱼郎穷苦，就变个螺蛳来上钓。钓鱼郎把它带回家来，丢在水缸里养。后来螺蛳变成姑娘，说明自己是龙女，就和钓鱼郎做夫妻，帮助钓鱼郎起房盖屋，开田开土，并生了一个孩子，使钓鱼郎家变成一个有吃有穿的幸福人家。有些坏人看见钓鱼郎过好日子，心里嫉妒，诬蔑龙女是小偷，要钓鱼郎把她赶走。钓鱼郎想到自己什么都有了，名誉要紧，不听龙女辨白和苦心劝告，狠心把龙女赶下河里去。龙女一走，所有房屋田土，鸡鸭猪牛也一齐跟着她走了，钓鱼郎一下子变成了穷人，后悔莫及。以后龙女仍然同情钓鱼郎和想念孩子，曾教钓鱼郎一些办法，使她能回来重做夫妻。但钓鱼郎太笨，一再听坏人的愚弄，龙女无法回来，只好把孩子接到龙宫去和自己在一起。现在钓鱼郎什么都没有了，终日坐在河边哭，最后死在河岸，变成一只小鸟，就是现在人们叫的打鱼郎，它天天在河面上飞，寻找妻子和小孩。这个故事批判钓鱼郎没有幸福想幸福，有了幸福不珍惜幸福、听信流言、忘恩负义的思想，对人世间具有与钓鱼郎同样品质的人，具有深刻的规劝和教育意义。

《央兄和虎哥》，以前姜央和老虎是朋友，互相尊为兄长。但在相处中，姜央勤快，老虎懒惰、处处贪图便宜，姜央生厌，便在种小米、安野兽等等过程中戏弄老虎，老虎生气了，想吃姜央。姜央用计哄老虎上山，然后放水烧山治服它，老虎害怕，不敢再惹姜央，从此永远躲在山上。这个故事反映人在与自然界作斗争中，智力超群，成为“万物之灵”这一真理。

《三娘崽打老虎》，以前有个老妈妈，生有一男一女，当男孩长大成人，老妈妈教他找媳妇的时候，要找那把绣花针插在头上的姑娘，因为把绣花针插在裙脚下的姑娘，往往是老虎变的。不料这话被一只小老虎听到了，就变成一个漂亮的姑娘，到游方场上来找老妈妈的儿子，千方百计的讨好老妈妈的儿子，想利用嫁给他的机会，到人世间来吃人。老妈妈的儿子看见她长得漂亮，绣花针又插在头上，就把她引来做媳妇。谁知一天，老妈妈叫小女儿引嫂嫂到坡上打猪草，小母虎忽然恢复原形，变成一只大母老虎，把跟她们到坡上的一只小狗咬死吃掉了。这样，一家人才知道老虎已经进家，害怕之后，三娘仔共商对策，先用计杀死进家老虎，然后再用计杀死其同类家族，从而化险为夷，重新过平安日子。这个故事在叙述三母仔计划打虎过程中，情节复杂曲折，生动有趣，充分体现出代表人类的三母仔聪明智慧与英勇形象。

《牛为什么没有牙齿》，从前有一个人，拉着一大头水牛犁田，老虎在一旁看了，很不服气。当人把牛放去吃草的时候，老虎走过去问牛："牛！你长这么粗大，为什么对细颈子那样服服帖帖？"牛说："细颈子本事大得很！"老虎说："你凭力气打他嘛！"牛说："打不赢"。老虎不信，回转身到人的面前，说："细颈子，我俩来打个赌！"人说："赌什么"。老虎说："赌打架，你打得赢了，就杀我，我打得赢你，就吃你。"人说："可以，不过我还要回家吃饭。"老虎说："那就快去快回"。人说："我怕你跑掉"。老虎说："我不跑，专门等你。"人还是不相信，老虎又说："那怎么办？"人说："我把你捆在树桩上，你才不跑。"老虎说："可以"。于是人解下牛索，把老虎死死地捆在树桩桩上，然后大声说："你看我的本事吧！"接着举起斧头"咚咚"朝着老虎的脑壳打去，老虎痛得嗷嗷地叫，牛看见了，一阵地笑，把牙齿都笑脱了，所以现在才没牙齿。这个故事歌颂人的智慧。

《妮纠秀、播彤亥》，以前有一对青年夫妇，男的叫播彤亥，女的叫妮纠秀，妮纠秀生得很美，鬼也爱她。一次，当播彤亥不在家的时候，鬼就来把妮纠秀捏死，带她的灵魂到阴间去变成鬼，和鬼做夫妻。妮纠秀不愿意，托梦给播彤亥，告诉鬼如何把自己抢走的经过，教播彤亥如何翻险山、过恶水去救她，播彤亥知道后就依计而行，经过种种周折，终把妮纠秀救出鬼域，妮纠秀又经过投胎，还原成人，和播彤亥重做夫妻，过着幸福生活。这个故事，歌颂忠贞不仁的纯真爱情与英勇无畏精神。

《三兄弟》，从前有个老人，生有三个儿子。一天，老人给三个儿子各人若干银子，叫他们出门去谋生，有成就再回家来。若干年后，大儿子做了大官，衣锦还乡；二儿子经商得利，挑金挑银回来，老人都很高兴，唯独三儿子只带着一只芦笙和一个葫芦回家来，老人很不高兴，把他撵到对面山上一块荒地上去住，自谋出路。三儿子为什么没有成就回来呢？原来他出门以后，遇到人们吹芦笙，觉得好听，就拿父亲给的银子买了一只学吹，一学就会，而且吹得比谁都好听，龙王听了，就请他到家里去作客。吹芦笙给龙王听。这样，龙王的小女儿认识了三儿子，而且爱上了他。当他离开龙宫回家的时候，龙王的小女儿说："我父亲给你什么都不要，你只要我家的那个小葫芦。"三儿子照龙女的话说了，龙王果然给他一个小葫芦带回家来。当他被赶到对面山上以后，龙女从葫芦里跳出来，和他做夫妻。那夜，老人听到对面山上"叮叮当当"地响个不停，第二天清早一看，只见三儿子住的荒山盖起了高楼大厦，原来这是龙女叫龙宫里的家人前来给他们立的。接着三儿子派人来请老人去看他们的新居，只见满屋金碧辉煌，宾客如云，老人羞愧已极，转回家来，碰灶而死。这个故事批判嫌贫爱富的思想。

《仰妮凿岩山》，从前有两姐妹，一个叫仰，一个叫妮。父母强迫她们出嫁，她们不愿。父母就对她们唱道："仰和妮实在不听话/罚你们去把岩山打/九天要凿十指深/打通你们就不出嫁/打不通你们就出嫁。"接着交两根纺花锥给两姐妹，要他们去打对面岩山，为了争取婚姻自由，她们凿呀凿呀，终于把厚厚的岩山打通了。父母输了，但不甘心，又出难题，罚她们去插秧，规定在一天之内，在太阳还没有落山以前，要把一大坝子的田插完，不然，她们还是要出嫁。两姐妹听了，只得服从，一走下田，就埋头弯腰一个劲地插呀插呀，当太阳还没落坡的时候，一大坝子的田果然插完了。两姐妹挺直腰杆，大喊一声："秧子插完了！"谁知由于高兴过度，声音刚落，两人双双倒在田里死了。这个故事深刻地揭露了包办婚姻的罪恶，无比同情两姐妹。

《放鸭姑娘》，以前有个小姑娘，天天放鸭子到田坝里吃虫虾。一天，鸭子忽然不见了，只听前面山脚有"嘎嘎"的叫声，小姑娘寻声找去，碰到一户人家，屋里有个老奶奶和一个小女孩。因天黑，老奶奶殷勤地留住小姑娘过夜，第二天再找鸭子。

谁知后来小姑娘发现老奶奶和小女孩做事不象人的样子，吃饭不会拿筷子，心里生疑，提高警觉。晚上睡觉的时候，老奶奶要小姑娘和她睡一头，小姑娘假装答应，等老奶奶睡着了，就抱小女孩去和老奶奶睡，自己睡在另一头。原来老奶奶是个母老虎，醒来以后，以为小女孩是小姑娘，就把它咬死，吃了起来，小姑娘既害怕，又镇静，用计哄母老虎，走出门外逃走，母老虎发觉，跟着就追。当小姑娘刚过完一条大河，母老虎来到河岸，问小姑娘是如何过河的？小姑娘说把石头捆在身上过河，老虎照办，当游到河中间时，石头一下子把老虎拉到水下淹死了。这个故事歌颂人类的聪明。

《两兄弟和两姐妹》，以前有两兄弟天天到坡上去套麻雀和野兽，天天都被人取去。两兄弟就想法侦察，结果发现是两个姑娘偷的。开始双方争执，后逐渐产生爱情，两兄弟要两姐妹到自己家里成家，两姐妹却要两兄弟到她们家去。两边争执不下，就比力气，扯来葛藤各拉一头，规定谁拉过谁，谁就跟谁去成家。当两兄弟拉的时候，无论怎么用力，都拉不动两姐妹，轮到两姐妹拉的时候，轻轻一扯，两兄弟就象风吹一般到两姐妹家去了。刚进屋，两姐妹就说："你们稍等一下，我们去通知亲戚朋友来庆贺我们成家。"她们说完就走了，两兄弟注意一看，两姐妹住的地方到处是乱草窝窝，旁边还有很多野兽骨头，不像个人家样，心里生疑，就到处观察，发现屋边岩洞有个老人，眼睛被粘膏封住，两兄弟就和他谈话。老人告诉他们："这是老虎居住的地方，两姐妹是两个变人的母老虎，他们出去叫别的老虎来吃我们，你们快跑！"两兄弟问老人如何跑，老人说："两姐妹楼上有把能砍鸡毛的刀子，你们快去拿它防身，就能逃脱。"两兄弟刚刚找到刀子，老远就看见两姐妹回来了，两兄弟来不及跑，只好爬到井边树上去躲。两姐妹回到家里，发现两兄弟不见，就到处找。从井里倒影中发现两兄弟躲在树上，就利用好话哄两兄弟下来，两兄弟不下来。她们就变成老虎爬上树去咬两兄弟，两兄弟扬起刀子，把它们一一砍死。然后下树，背起老人，一起回到人世间。这个故事是狩猎时代先民们与老虎搏斗的一种折射。

第二节 书面文学

新苗文在1956年才创造，因此这里说的“书面文学”是苗族文人用汉文字创作的文学。

一、韵文文学

《玄天观记》，是明代思南府玄天观在新址另建时的碑文，为明代嘉靖时期苗族举人罗国圣作，文长800余字。他作有诗词，现查到的有七律两首，题为《四个山》和《白鹭洲》，都以思南城郊风景为题，其中《四个山》七律为：

突兀群山耸秀峰，天工巧夺玉芙蓉。
红霞紫雾浮还敛，瑶草琼花翠复浓。
一水环流青带绕，四山高插白云封。
寻奇我有登临兴，须纳芒鞋任程筇。

《亮川集》和《迪光录》，为清代锦屏县苗族举人龙绍讷著。据他的墓志铭载：《迪光录》计8卷；《亮川集》10卷，现存6卷，其中一卷为诗集，收入各体诗80余首；卷二为赋稿，收入赋文18篇；卷三为杂俎，收入杂文21篇。另有《试贴》2卷。

《梧荫山房诗稍》和《车江文草》两书，是清康熙正安州（今道真仡佬族苗族自治县）梅江苗族张应迁和其族人张应松等四贡生“雅集吟咏，诗酒唱酬，时人呼为红梅四皓”。张应迁第五代孙女张仪仙（咸同年间人），为其父张东序祝寿七绝四首，兹择其一：

诸姑祝寿似云屯，未见儿回空倚门。
着意求归归不得，心随明月到车村。
前将佳酿寄还家，也是女儿奉寿爷。
略表寸心添寿爵，诗中雅句酒中花。

《三游记》和《捕鱼说》为清代松桃苗族举人贺增龄作。前文系作者前往会试，参加吏考，出任江苏三次行程合为一文撰成。内容含沿途见闻、名胜古迹、风土人情等，长数万言，未刊；其子贺国鉴少时数读此文。后一文是他晚年家居松桃城郊，民国22年军阀廖怀忠率部窜至松桃洗劫苗民，作者被吓，抱病而作《少年抒怀》：

乳燕不知家何依，一年一度别乌衣；
想因借得东风力，毛羽未丰亦健飞。

他晚年任县立高等小学国文教员，作有《校中有感》：

白发飘萧两鬓生，少年深悔负虚名。
黔南恭别食苹宴，蓟北徒夸衣锦行。
况复秦江苗宦迹，那堪楚水计归程。
老来惭愧文方尽，一样浮沉笑舌耕。

《缅甸征尘》为雷山县梁聚五作，抗日中期，梁氏随军赴缅，沿路所闻所见，逐段撰文寄贵阳《力行报》陆续发表。后远征军辑录成册出版，“文化大革命”期间散失殆尽。1977年作的七律10首：《缅怀毛主席》、《怀念周总理》、《八一感怀》二首，《游杜甫草堂》四首、《国庆游园》、《访白帝城》等。

抗日七绝

茫茫国步叹方艰，滚滚倭奴又入关。
莫谓片言难折狱，愚公有志可移山。

缅怀毛主席

导师像展草堂开，瞻仰遗容映胸怀。
四壁传碑思过去，满园春色喜将来。
歌功颂德非私愿，赶美超英有俊才。
逝世周年抑下泪，好花好景待安排。

八一感怀

当年履险出潮州，海上乘风难自由。
西去从戎翻白浪，南来剩勇系红绸。
不堪干将成鹰犬，要为人民作马牛。
八一南昌战鼓响，建军时节有千秋。

1985年出版的《贵州当代诗词选》一书。其中的《纪念鲁迅诞生一百周年》、《喜游甲秀楼》、《泳魄》、《花溪行》等为贺国鉴作。

纪念鲁迅诞生一百周年

一代才华冠九州，稽山镜水忆重游。
东瀛荐血挥风雨，北国闻鸡望斗牛。
掷地金声紧骨气，横眉敌忾傲公侯。
英雄形象如椽笔，化作江河万古流。

喜游甲秀楼

筑国风光甲秀楼，沧桑历尽几春秋。
鳌矶激浪声俱咽，铁柱沉沙愿始酬。
既见红旗飘凤藻，更教绿水漾龙沟。
芦笙曲曲添新调，白叟登临唱野讴。

二、散文文学

长篇小说《洞庭湖的怒潮》（原名《何芙蓉》），中篇小说

《苏木海子的悲哀》，短篇小说《在塞外》、《旋律》、《在绥东》、《烙印》等为天柱县吴绍文所著。

《红军不怕远征难》、《金沙江畔》两部小说集为瓮安县籍陈靖将军所著。《金沙江畔》被改编拍成电影在全国放映。陈靖参加红军后，当宣传队员，创作许多快板、诗歌。

陈靖原名陈光裕，1918 年生，笔名乔生、小苗。抗战期间，在八路军中写下了许多战斗篇章。1949 年以后，在南京军事学院学习。担任过人民解放军师、军级政委，后任南京炮兵司令部顾问。

《蔓朵多蔓萝》民间故事，由曾任贵州省文学艺术界联合会副主席的伍略记译发表后，即改为剧本《蔓萝花》上演，并拍成舞台艺术片，两次参加国际电影节，荣获优秀奖。接着又发表了《枪与镯》、《麻栗沟》、《绿色的箭囊》中篇小说，荣获少数民族创作文学一等奖。伍略发表的代表作还有《泉水之歌》、《芦笙老人》、《潘老岩》、《来年樱花几时开》、《卡领传奇》、《悠悠的思绪》、《莫斯科之夜》等，剧本代表作为多幕剧《海螺吹起的时候》等。有些翻译到日本、美国。

《水妖》、《天凉好个秋》、《牧歌》、《公路从门前过》、《重阳》、《断桥》、《青山遮不住》等中、短篇小说为正安县人石邦定（任贵州省文学艺术界联合会副主席）所作。

《吹响我的金芦笙》抒情诗集，《四月八的情思》、《长征路上谱新篇》、《是她吗？是她，就是她！》等为凯里市人潘俊龄（贵州人民广播电台主任编辑）作。其中《四月隋思》和《是她吗？是她，就是她！》分别荣获全国民族团结征文二等奖和全国优秀广播二等奖。

近年来，涌现出一大批在文学上有较大成绩的年轻人，如龙潜等。

第三节　音乐舞蹈

苗族是一个能歌善舞的民族，素有“歌舞的海洋”之称。

一、歌舞和歌调

《酒歌》　酒在苗乡极为盛行，几乎家家酿造，人人饮酒。节日以酒助兴，交际以酒待客乃为常事。因而各支系、各方言的苗族创造了大量的酒歌。内容大多以互相褒奖、祝福。其形式为以问答式叙唱古歌或长篇叙事诗。调子缓慢、浑厚、热忱。雷山、台江、凯里一带开头先以“嗬嗬——”或“Bod hot 多谢——”为引子，然后进入正歌，如：

主唱：好客到我家，心里乐开花。
杀只小公鸡，没有蚂蚱大。
斟的半碗酒，比清水还清。……
客唱：多谢呵——
多谢主人好心肠，杀只公鸡水牛大。
端来美酒一大缸，吃饱喝醉转回去，
把你老人美名扬：愿你发财像官家，愿你长寿像榜香……

黄平苗族的酒歌，也称十二路大歌，有的一唱就没完没了，彻夜通宵。由杨通胜、潘朝光搜集，杨通胜、潘世华等翻译整理，由黄平县民族事务委员会选编的《苗族古歌古词》（中集、酒歌）苗汉对译一书，于1988年11月集印。全本共1 196页。内分《开亲歌》、《叙牛歌》、《嫁男嫁女歌》、《赞颂老人歌》、《赴宴歌》、《叙种歌》、《择吉歌》等，共39首，计11 000多行。由唐春芳等搜集整理的8首酒歌、4首祝词，以问答形式编入《民间文学资料》第二十三集，也是洋洋万言，十分壮观。

《飞歌》　顾名思义，一般都在高山上或垭口，用高亢、嘹亮、婉转、悠扬的音调演唱，声传数里，以歌传情，如：

爬上高高山，看水水长流。

传话我朋友：你在哪个坡，往我这边走。

游方趁年轻，老了没中用，像把刀生锈，如水过田垭……

《情歌》　苗族情歌，可谓多如牛毛，以歌传情，以歌互爱，以歌成婚，比比皆是。有见面歌、挑逗歌、问答歌、褒贬歌、深夜歌、定情歌、私奔歌等。《见面歌》调子轻盈，谦虚谨慎；《挑逗歌》泼辣幽默；《褒贬歌》恭维、夸张、讽喻；《深夜歌》细腻婉转、含情脉脉；《定情歌》庄重、真实。由燕宝选编的《苗族情歌集》，于1983年5月由贵州人民出版社出版。

《儿歌》　黔东南苗族盛唱一首推理性的儿歌：

你为啥浑，水？蝌蚪跑我才浑。

你为啥跑，蝌蚪？石滚我才跑。

你为啥滚，石？野鸡刨我才滚。

你刨啥，野鸡？我刨板栗吃。

你为啥落，板栗？风吹我才落。

你为啥吹，风？不吹年不去，不吹岁不来。

《哭丧歌》　苗族哭丧歌，缅怀死者在世生儿育女，勤俭创业，不幸亡故，并叙送其灵魂沿着跋山涉水的老路，回到东方老家，由那里上天堂与先祖灵魂聚会的过程。调子低沉，如泣如诉。由王秀盈搜集，以苗汉文对照，集印于《民间文学资料》第四十八集的《焚巾曲》，计1 200多行。

二、多声部音乐及管弦乐器

多声部音乐主要流行于台江县及黔西北地区，尤以黔西县化屋一带较有名。一般为男女对唱，其基本情况是，当主唱者唱到歌尾时，对方为表示赞赏、支持、提问或要求等，便加声和唱，与此同时，主唱者为了答复提问、要求、自谦或向对方表白等，也与之和唱，于是形成多声部的重唱。

芦笙是苗族较为普遍使用的乐器之一，黔东南的芦笙有大小长短各式，长者丈余，短者尺许，用软竹片卷成喇叭形套于管上，又用竹筒套于尖引起共鸣。有王承祖等编的《芦笙曲简介》、《赶蓝》、《赶溜边落》、《斗鸡》、《讨花带》、《报京芦笙舞曲》、《更丽更》、《滚董（仲）芦笙舞曲》、《欢天喜地庆丰收》、《反排芦笙曲》等130多种曲调。此外，还有《吃新调》、《牯藏调》和《奔丧调》，在苗族的盛大节日和红白喜事等场合中不可缺少。流行于都柳江下游的《打芦笙同年》，更是几十支一齐吹奏，响彻云霄。

黔东南苗族侗族自治州歌舞团芦笙音乐家余富文，是五代芦笙制作和吹奏世家出身。普定县苗族芦笙手熊玉林于1957年被选拔到莫斯科出席第三届世界青年联欢节，他的出色演奏，赢得了各方的好评。著名芦笙艺术家金欧和东丹甘都出身于黔东南。在国内外频繁演奏，享有盛名。东丹甘与三都水族自治县芦笙手汪光华，将传统的六管笙改造成18管18音、21管21音。

流行于纳雍、水城、威宁、赫章一带的《开路调》、《过江调》、《旋风调》、《点兵调》、《欢腾调》和《滚山珠》等，都别具一格。

芒筒，属单管芦笙的延续，用近碗口粗的长短笙筒作共鸣器，插一根嵌有簧片的吹管。吹奏起来声如闷鼓，振奋人心。一般为3至10来支不等，配以芦笙，即为《芦笙芒筒调》，声势磅礴，如雷贯耳，乃为盛大节日或祭典、超度亡人等场合方能吹奏，并伴以粗狂的舞蹈。盛行于丹寨、雷山、榕江和从江一带。

夜箫，直吹，音调柔和，拖音长，入夜方吹，悦耳动听。

箫筒，直吹、二人吹，一人或多人伴唱，歌随调走，调随歌行。秋后，十来个男女自由组合，各为“箫筒演唱队”，走村串寨献艺，很受欢迎。盛行于都柳江中、下游的黎平、从江一带苗乡。

牛腿琴，琴似牛腿而得名，用手弹奏，声如滴水，错落有致，常伴以歌，并流行上述地区。

鼓瓢琴，流行于丹寨县的雅灰、夺弄一带，用泡质木料制作，形似长柄木瓢而近于鼓音而得名。由二男性拉奏，妇女随音起舞。

口弦，长约二寸许，嵌有簧片，置于嘴唇吹响，用气流调节音调。声如虫鸣，轻盈细腻，是男女青年交际的信号。每当月夜风清，或树影下，或寨楼角，双双对对，沉醉于琴声之中。流行于黔西北和黔西南苗族地区。

木叶，以树叶为簧，置于嘴唇间，用气流调音，音色清脆洪亮，穿山应岭，亦为男女传情的信号。

唢呐，又名喇叭，用桐木制成六眼管（也有七眼的），吹口用芦管做成哨子发音，管之下端装置铜质喇叭口。声音洪亮优美，为红白喜事吹奏，伴以小木鼓和钹。红喜调有《喜庆调》、《过街调》、《敬亲调》、《三滴水》、《四滴水》等；白喜有《冷心调》、《哭丧调》等。大部分苗族地区都流行。并配有无眼长号（大号），接客或出丧吹奏，声似古时战号，振奋人心。

三、打击乐器

（1）铜鼓　有麻江型和三都型之分。麻江型鼓身小巧，鼓面呈八卦形，中心十二芒角，象征太阳，周边有旋纹、花草纹，击声清脆；三都型鼓身大，头尾呈喇叭形，鼓面呈十二太阳角，周边有云纹、水纹。打击时，用木桶来回于鼓肚作共鸣。两种鼓型在打击时都伴以奔放的舞蹈。一般都在盛大节日或丧葬的场合启用。历史悠久，为苗族传家珍品和收藏文物。

（2）木鼓　有长筒型、木盆型和四方形等。长筒型约五尺许，用独木凿空绷上牛皮而成，多用于祭祀和鼓藏节敲击，又称为“祖鼓”。击后珍藏于神龛或山野的藏鼓洞。木盆型为肚大口小，一般为祭祖和盛大节日作助兴娱乐。四方鼓为“十”字形四方鼓面，由四人连敲带舞，为黔东地区苗族过节或“接龙”主要吉祥乐器。击者四人，多为女性，动作娴熟，舞姿奔放。

（3）大锣、包包锣　为黔东北地区苗族演唱傩戏的道具。也是“接龙”、“舞狮”的助兴乐器。

（4）小锣和钹　为多数地区苗族斗牛的助威乐器。钹分为头钹、二钹；活动时，分闷击、闪击和边击等，变化多端。

（5）信冬　又叫嘎信，为黔东特制乐器，一般用碗口粗的桂竹制成，长一尺二寸许，刻有两条传音缝，中隔一条敲击面，两端留疤节构成共鸣。击棍用状如竹筷的蓼叶秆制成，击时发出7个音阶。

四、舞蹈、戏曲

苗族舞蹈和戏剧，应起源于原始社会的渔、猎生活，到农耕社会即以消禳祈福为目的，进而演化由娱神到娱人的文明社会。

至今苗族各方言区传承和发展的舞蹈就有达200多种。苗族戏曲主要包括戏曲和短剧。

（一）舞蹈的种类

（1）芦笙舞：有单人舞、双人舞、集体舞、甩手舞、锦鸡舞、花带舞、敬酒舞、滚山珠、旋转舞、牵羊舞、大步舞、细步舞和芒筒芦笙舞、长衫龙舞等。

锦鸡舞：流行于雷山、丹寨的高寒地带，男子吹笙，女子舞蹈，舞者身着五彩衣裙，佩以彩色飘带，头戴银饰，犹如锦鸡出山，故名“锦鸡舞”。

滚山珠舞：盛行于黔西北。水城民间芦笙手的芦笙独舞属滚山珠型，以矮桩技法著称。有吸腿平脚鸡、劈叉蹲跳舞、弓腰旋转舞和落地扫堂风等。纳雍县杨光富的滚山珠舞有吹笙走竹竿、滚水碗、吹笙爬花杆、踩鸡蛋、耍燕子、前后仰翻和青蛙晒肚等，融舞蹈与杂技为一体，堪称苗族芦笙舞一绝。

芦笙斗鸡舞：流行于雷公山麓，由二人各吹单管芦笙，怒目相斗，妙趣横生。

讨花带舞：盛行于凯里、雷山、丹寨一带，男子吹笙向女子求情讨花带，女子以自织的花带系于心爱者的芦笙管上，男子以手镯或戒指回赠，即可定情成婚。

芦笙芒筒舞：以多人吹芒筒居中，由三男士吹奏芦笙在外围欢跳，舞随笙跳，笙随筒转，惊天动地，十分壮观。一般在大型庆典或吊丧采用。

迁徙舞：主要保留传承于赫章县可乐、恒底一带，整个舞蹈舞步凝重，古歌苍凉、悲壮，场面广阔，反映苗族迁徙的艰辛历程。

（2）木鼓舞：起源于古代的宗教舞蹈，每逢宗教祭祀活动，都以击木鼓唤起祖先灵魂与子孙同舞同乐。黔东南苗族盛大宗教节日“鼓藏节”要跳木鼓舞，著名的“反排木鼓舞”就属此类舞蹈。

长木鼓舞：用长五尺许独木凿空，绷上牛皮而成。一人敲击，多人围舞。有《迎祖舞》、《祭魂舞》、《闹堂舞》、《悼念舞》和《马刀舞》等，按鼓点变换舞步，面容肃穆、沉重、激越。

四方木鼓舞：又叫花鼓舞，盛行于黔东地区。由四名女性，边击边舞，有“蜻蜓点水”、“鹞子翻身”和“插秧”、“打谷”、“猴子攀桃”和“引龙进宝”等动作，活泼自然。以唢呐伴奏的叫“唢呐花鼓舞”。

（3）板凳舞：盛行于凯里、麻江、黄平、安顺、兴仁、贞丰等地操中部方言苗族中。舞者多系妇女，一般在酒席场合、酒至半酣，即兴抽出板凳，双手敲击，边击边舞，粗犷、热忱。富有苗族性格特点，近年已搬上舞台。

（4）粑棒舞：又叫粑槽舞，流行于惠水、雷山、紫云、望谟一带。以粑棒舂击粑槽发出响声起舞，此舞为祭祀或追悼亡人仪式，多在深夜举行。

（5）响篙舞：用破竹击地发出清脆的响声起舞，流行于黔西南苗族地区。

（6）古瓢舞：流行于丹寨县雅灰一带，属宗教性舞蹈。舞步为一步一顿，两手插于腰内侧，随舞步上下摆动。舞场以拉右瓢琴者为中心，女性于内圈，男性于外圈，舞蹈典雅大方。

（二）戏曲与戏剧

苗族以歌舞著称，对于戏曲与戏剧发育较欠之。但也有几种诸如苗傩戏、嘎百福和新编剧。

傩堂戏：也叫傩仪舞，主要传承于务川、道真等县的土家族苗族地区，铜仁苗族也广泛传承。其种类有：开坛发锣、牛角师力、三角盘号、立楼、卦子、造席、踩山、发五昌、吹五方、传花红、土地、开路先锋、彩童、樵夫、勾愿山官、傩公傩婆、采药等。此外，黔南的惠水、长顺、荔波、贵定和黔东南的岑巩、天柱、镇远、丹寨等也流行。

花灯剧：主要流行于仁怀一带，它是以芦笙、戏剧说唱等内容融合为一体而用苗语唱的剧种。多在春节至元宵节举行，内容有恭贺新年等。

《嘎百福》：又叫《嘎百福歌》、《嘎吾洼歌》，主要流传于剑河、台江、雷山、凯里和丹寨等县。是苗族散、韵相间，说唱结合的曲艺，歌名即“山磅山洼”的译音，因产生于台江县的山磅山洼而得名。内容以伸张正义，鞭挞邪恶为目的。

歌颂纯真爱情婚姻的有：

《蒙蚩彩谷奏》：漂亮的蒙蚩彩谷奏被老虎抢去成亲，苗族后生看到后，经过千辛万苦，智杀老虎，与蒙蚩彩谷奏永结同心。

《榜藏农》：貌美、胆大的姑娘——榜藏农，敢于冲破千百年来的舅权的束缚和父母包办的淫威，跟着自己的恋人逃往异乡，建立美好的家庭。

《珠里》：聪明美丽的姑娘——珠里，被父亲强迫与丑陋不堪的富家子弟成亲，回门后即提出退婚，父亲不理，便唱道：

嗬嗬嘿——我的阿爸呀！
人家有银子，你就心头软，
乱把女儿嫁。那个男人呀！
像条火烧狗，叫我怎样过，
终身一辈子?!

经过与父亲反复论理，姑娘终于赢得了胜利，退掉了这门"还娘头"亲。

对邪恶的揭露与讽刺有：

《娥南约》：姑娘娥南约，虽然面容不佳，却能干、善良。她的三个兄长嫌她留在家现丑，便商量骗她去卖。半路遇一只虎，娥南约要求老虎把她吃掉，老虎虽然饿得馋涎欲滴，却流着泪唱道：

嗬嗬嘿——
姑娘娥南约呵！我渴了吞口水，
饿了啃黄泥，怎么忍心吃掉你?!
别人的哥哥，拉牛拉马卖。
你的哥哥呀，哄骗妹妹卖。
我怎能忍心，把你来伤害。

三个哥哥还是强行把娥南约卖了。后来娥南约逃出买主家，自己找到称心夫婿，成了家，致了富。不久，三个哥哥把卖妹妹得的钱吃喝光了，穷苦不堪。娥南约即拉三条狗去送给三个哥哥，三个哥哥羞愧得无地自容。

像这类题材还有《阿葛玖》、《娥贡葛和金贡敖》、《雄学》、《故往和故力》、《榜莉姜》、《故牛讲杨和嘎未泰》以及《尼金·丢栋与榜索·博享》等。

歌颂助人为乐的有：

《玖伊福和仰南·榜熬》：说的是玖伊福是个勤劳英俊的小伙子。一天，他遇到美丽多情的仰南姑娘，两人一见钟情，经过"游方"（谈情说爱），自愿结下百年夫妻。玖伊福跟父母讲，父母也同意。于是约定第二年冬闲的一天晚上，由村里几个青年陪玖去仰南村边迎接。仰南也按约而来，一同向玖的村子走去。

走到半路，仰想了一下说："我忘记带一块围腰片了，你们等我去要来。"仰不是去要围腰片，而是一趟子跑到与她最好的榜熬家，悄悄对榜熬说道：

嗬嗬嘿——
榜熬好姐姐呵，你长得美丽，
手脚也麻利，就是有熬（咳）病；
大了才无人睬理，实在可怜的。
我没有咳病，随时可嫁人。
今晚有个好后生，你快收拾出家门，
替我去嫁人。

榜熬说："哎呀呀！是你定的亲，我去顶替怎能行？"仰南说："我俩相貌差不多，又是毛毛月色，你就穿上我的衣裙，走到玖的跟前，你尽管埋头走路就行了。"说着又教榜两段歌，把她送到离玖很近就分手。

榜熬到了陌生的夫家，久咳不停，玖看出破绽，提出退亲，榜即唱道：

嗬嗬嘿——玖伊福后生呵！
我和仰南同一村。小时一起长大，
上山下地紧相跟。绣花同根线，
比姐妹还亲。我大她一岁，
她与我交心。大的先出嫁，
小的跟随后。
我俩依她配成双，就像铜鼓配芦笙。
服侍公婆心要细，小姑小叔一条心。
人勤心宽咳病好，和和气气过一生。

玖伊听了，很受感动，决定把榜熬留下。不久，榜的咳病果然好了，家业也兴旺了。玖和榜不忘仰南的恩情，在村上相好了一个好后生，把仰南接过来，成为一对好邻居，人们称赞道：

似这仰南心肠好，舍己让新娘。
榜熬情意重，帮选好儿郎。
姐妹情谊重，美名传四方。

《嘎百福歌》演唱者，为一人多角，既说又唱，以说铺叙，以唱作证。也有一男一女，一反一正对说唱的，类似“评词”。说唱者为主角，闻者帮腔、助兴，外加几句评说，并且常引证于《贾理词》或名言警句，借以鞭挞丑恶，弘扬正气。

此外，流行于都柳江中、上游沿岸从江、榕江和丹寨等地的《鼓瓢琴演唱》和《中腿琴演唱》以及《二胡演唱》等，都属苗族民间的曲艺形式。

1949 年以后，苗族的一些歌师和文人编了一些新戏。如榕江歌手姜开银以苗族传统的曲艺形式编的《格相九》、《挖地郎》、《地锦斋》和《弟井坤》等新戏曲。这些戏曲反映了苗民在旧社会遭受双重压迫和剥削的悲惨命运；歌颂中华人民共和国成立后在共产党民族政策的指引下，重见天日的喜悦心情。其中《弟井坤》的内容是：孤儿——弟井坤在危难中，舍己为人，后又得到好心人救助。他致富后，又继续周济他人的故事。姜开银系榕江县色边高略寨独身歌手，兼草药医师，1979 年 9 月出席在北京召开的“全国少数民族歌手、诗人座谈会”，受到邓小平等中央领导人的亲切接见。

继后，黄平、台江、雷山、瓮安等县也出现了《送子入学》、《送夫参军》、《养猪能手》等新剧目。

第六章　风俗习惯

第一节　服　饰

苗族服饰种类繁多，有人统计，仅贵州境内的苗族服饰就有100多种。

一、妇女服饰

贵州苗族妇女的传统服装款式，可分为两大类：一为大领交襟衣，着百褶裙；一为大襟衣配长裤。现按服饰的款式和苗语方言划分为五个类型分述如下：

黔东型：黔东型包括省内操苗语黔东方言的全部苗族。妇女除改装外，着传统衣裙的都是藏青色，大领交襟衣，不分截的百褶裙，多数挽椎髻，少数盘发包头巾。

（1）台江式　分布在台江、凯里、雷山、剑河、镇远等县市的大部分或一部分地区。妇女服装是大领左衽或右衽，两袖及领围至前两襟的边缘都绣花，部分的衣背、两肩也绣满花纹，都着不分截的百褶长裙。上衣绣花的，都以彩色织锦为前裙围。着盛装时，多数地区都佩戴大量银饰，台江县属施洞等地有多达近万克的银饰，仅高寒地区的银饰不多。雷山县的西江和凯里市的挂丁一带，于民国8年（公元1919年）开始改良便装为大襟短衣，外束与衣等长的绣花围腰，着大管长裤，数年内，同样服饰的年轻妇女都照样改装，但仍挽椎髻，同时保留绣花大领交襟衣和百褶裙为盛装。两种服装并存迄今。台江县的施洞、革东和城郊，中华人民共和国成立前已易裙为裤，其余依旧，着盛装时仍穿长裙，直到现在。

（2）黄平式 分布在黄平、施秉、凯里、台江、福泉及安顺和黔西南布依苗族自治州的部分地区。大领右衽交襟，领、肩、背、两袖和前襟边缘，都满挑花纹。着百褶长裙，裙脚满布花纹，前后裙围无花。衣背如用缎子或丝线织锦的，可不挑花。盘发包头巾或戴帽。帽挑满花纹，平顶，原是未成年姑娘佩戴。从中华人民共和国成立后，逐渐演变为未婚姑娘的标志。20 世纪 30 年代，阴丹士林布大量流入苗疆，当地年轻妇女买缝大领右衽交襟的便装上衣不绣花，风行至今。

（3）舟溪式 分布于凯里、麻江、丹寨、雷山四县市接壤地区及剑河县部分地区，以凯里市舟溪一带最为集中。大领对襟短衣，着齐膝裙挽椎髻，双袖大部分和前围满缀花饰，裙围比裙略长，缠长绑腿。雷山大塘至丹寨排调接壤一带的盛装是：两袖、前襟和前裙围，均满饰花纹，裙不掩膝，后裙围长迄小腿肚，前裙围略短，包绑腿。中华人民共和国成立后，年轻妇女改为内穿紧身布长裤以代绑腿。剑河的盛装是领围至前襟边缘、双肩、两袖及前裙围都有花饰，裙长至膝，无后裙围，缠绑腿。盛装时佩戴银饰。以舟溪一带的数量较大，解放前最多的达 5 ~ 6 千克。三者服装款式近似，互不通婚。

（4）雷公山式 分布在台江、剑河、榕江三县接壤的雷公山东面和南面。女装是大襟式无小领，前襟短而后襟长，一部分的衣裙无花饰，束织锦宽腰带。另一部分的前裙围有花饰。都挽椎髻，有小量银饰。

（5）黎从榕式 分布在榕江、从江、黎平、锦屏等县的部分地区，着对襟半长衣，有领无扣，系百褶裙。黎平、从江一带衣服呈对襟，内拴菱形绣花胸罩，呈左衽。领围及襟缘缀以彩织花边，裙长掩膝。榕江部分地区的衣式为大襟，但领以套色蜡染做成。

（6）丹都式　分布于丹寨、三都、都匀三县市接壤一带，盛装衣领开口呈梯形，左衽，盘肩及两袖均饰套色蜡染，着百褶长裙。盛装衽用缎子或花布条接镶而成。挽髻，佩戴较多银饰。便装为大襟短衣，环肩、襟边、袖口均镶花边，着长裤。挽髻，覆以方巾如尖帽，外系花带。

（7）丹寨式　分布在丹寨县中部，婚前着青色大襟半长衣和长与衣齐的宽裤管，挽髻于顶。婚后改穿枇杷襟短衣，长不掩腹，襟边镶栏杆，裤长与婚前同，裤外的前后各拴一张裙腰围，束花带或银链，扎绑腿。发髻松，下坠。平时包黑头巾，后插一只银蝶；节日改戴银花，另佩多种银饰。

黔中南型：黔中南型属苗语川黔滇方言，妇女服装多为大领对襟，少数为左、右衽，着大襟衣的占少数。百褶中裙，长裙较少。衣裙多数以挑花、刺绣蜡染为饰，少数无花。

（1）罗泊河式　分布于龙里、贵定及福泉和开阳等县。姑娘和少妇的盛装为大领对襟短夹衣，两胸襟对衬的内缘，各镶一异色布条，穿后外翻。襟、背、袖均以挑花为饰，衣背整块纹样呈“凹”形，后领缀一挑花布条。着麻布蜡染百褶中裙，束围裙，缠绑腿。婚前戴花帽，婚后改包蜡染头巾，外系白带。婚前婚后都戴少量银饰。老年妇女尚青色，无花饰。

（2）花溪式　分布于贵阳市属各区及修文等县，袖、背均精挑花饰，宽领往后披，百褶中裙，系花围裙。贵阳以中曹司为界，迤南的花溪区境内，盛装袖短，内着长袖，两肩斜披挑花披带交叉于胸前，前系挑花围裙。挽髻，头包挑花长巾，髻插十来棵前高后低的长银簪。挑花五彩缤纷。中曹司迤北及修文部分地区，以蓝色为主。云岩区黔灵乡盛装为多层挑花衣背，前围裙为“回”字形印染黑白花纹，便装已改同汉装。乌当区新添寨衣摆精挑花饰，披带背上为一挑花整幅，前为两条交叉于胸前。

（3）惠水式　分布在惠水、花溪区高坡、龙里、贵定、平塘、罗甸、长顺等县的部分地区，以惠水的摆金、摆榜和花溪的高坡较为集中。上装为大领对襟或左、右衽，花饰少，外衣袖短，内穿长袖。着中长百褶裙，缠头巾。惠水盛装的袖口、背、胸有少量挑绣结合饰件，部分裙为玄青色，另一部分裙的裙腰和裤脚套白色横条，平塘、惠水以银和海巴为头饰。贵定一带衣式如上，一部分裤子为黑、白方块交叉制成，外系围裙；缠白带的帽子，另一部分衣为对襟式，黑围裙，束白腰带，头缠长巾，两耳上挽结如大花朵。高坡、龙里等地妇女衣式如上，但花饰很少，包大头巾，呈橄榄状。原穿裙，解放前已易裙为裤，其余照旧。

（4）安清式　分布于安顺、清镇、平坝、长顺等县市的部分地区，女装为大领对祷衣，衣身青色，袖、背、摆均饰传统花纹。盛装的前后襟，均缀多层挑花纹的假摆。着百褶中长裙，饰红色布边，裙子、围裙、绑腿、鞋，各绣花纹。包数张头巾呈尖角状，或戴帽。佩戴少量银饰。

（5）宁安式　分布于镇宁、安顺、紫云等县市的部分地区。女装为高领右衽大襟衣，窄腰宽摆，襟呈扇形，窄袖，襟、摆边缘均饰花边，肘部为多节彩布镶成。着百褶蜡鲸长裙，前束黑色无花饰围裙。有的地区的围裙为深色，其左右边缘、上端及束带，均绣利饰，下端缀红缨。发式一般挽髻包帕，但青年妇女是在额上将发编为独辫，纡作拱形，并以树皮纡作拱形的发架覆于辫上，往后披呈拱形，以约一尺长的银簪穿发辫与发架匿定，额上露出银簪10余厘米，包绣花头巾，发拱外露。目前妇女的便装是大襟短衣，描胸兜，着长裤。

（6）安贞式　分布于安龙、贞丰等地，妇女衣裙头巾都喜用青色。领口一向左开，一向右开，两件衣领边缘各镶一条白布。领特宽，穿后将领外翻全掩两肩两条白布交叉于胸、背，如肩披两面旗帜，或称为“旗帜服”。前束围裙，与裙鲁长。束腰带，挽结后两端垂及踝，其上挑绣几小块花饰，下缀缨须；围裙脚镶一条花布。

川黔滇型：川黔滇型服饰，分布在苗语川黔滇方言的滇、黔、川、桂四省。妇女服装的基本款式为对襟或大襟短衣，部分附有后披领，着百褶多截中长裙，前系围裙，后垂飘带。部分外罩花披肩。

（1）威宁式　分布于威宁、赫章、织金、水城等地，上装为白麻布无领对襟短衣，外披毛、麻交织彩花披肩，着中长百褶裙。姑娘梳辫盘头，婚后挽椎髻于头顶，由头后插木梳。目前姑娘已多剪短头发，平时不戴头饰。

（2）毕节式　分布于毕节、大方等县及安顺地区和贵阳市部分地区。女衣为披肩式对襟，长度有二，一为前长后短，两幅前襟交叉挽于腰间，后摆插于裙内；二为前后襟等长，前襟交叉插于裙腰，后摆外露。衣袖钉于披肩内近领围，穿后披肩与领不见相连。披肩及两袖均以挑花为饰，着蜡染百褶短裙，裙中横镶多条黄布条纹。也有着白麻布或多截色布百褶裙的均无围裙。挽髻于头顶，插一长达50厘米而呈牛角形的大木梳，再缠以羊毛线或假发，露两尖角于外。穿盛装时，都系几条褶裙，而织金等地逢节日踩“花坡”时，穿裙以多为美，有的多达30余条，共重25～30公斤，上山需人挽扶。

（3）赫纳式　分布在赫章、纳雍和水城、毕节等地。上装为大襟短衣，外加披肩；着多截百褶中长裙，前系围裙。掺黑毛线盘发。大襟右缘、环肩、披肩的两肩至后背，均挑花为饰，围裙上截挑花并镶多色布条呈“凹”字形，裙带以挑花宽布做成，外端缀有缨须。生育前以毛线缠头，生育后挽髻于头顶。

（4）安盘式　分布在安龙、盘县等地。上为大领左衽或对襟式，前长后短，挽发如缠巾，束宽腰带。着多截百褶中长裙。衣的领、袖、前襟、后背，都挑满花纹前襟自腰以下为两幅蜡染长布，穿时分向左右挽于腰间，再束满挑花纹的宽腰带。前系无花饰的大围裙。

(5) 普枝式 主要分布在普定、六枝、织金等县特区。女装为大领对襟，前短后长；着百褶裙。头戴长60余厘米的大木梳，再以重约1 500克的假发缠于梳上呈V形，长超两肩。最后用白带子缠绕于头上。衣的双肩、两袖和后背为彩色蜡染花纹，前襟半截为蜡染，后领至前襟边缘及后摆，精挑彩色花饰。

(6) 织金式 分布于织金、普定、大方、纳雍、黔西、清镇、平坝、镇宁、安龙、晴隆、关岭等县市的部分地区。女装为大领对襟或右衽，前后摆多为双层。着长裙，裙褶在两侧，或在两侧及前面或一侧。挽髻或盘发。大方、纳雍、安龙等地的裙褶在两侧；织金、黔西等地的裙褶在前面；普定的裙褶则在右侧，裙长及踝，为多截式，一般在腰间至大腿部，以蜡染或挑绣花纹和小布条横向为饰，前系围裙。围裙带挽结于后背为飘带。短衣窄袖，衣身和两袖多缀花饰。挽偏髻于一侧或挽椎髻于顶上。

(7) 安普式 分布于安顺、普定和平坝等县市，上装为大领左衽短衣，两腋肥大，盛装、便装款式相同。盛装常用红色，衣的大领至襟缘、肩、袖、摆，都挑花为饰。便装多以深蓝为衣身，以小幅挑花或蜡染为饰。着百褶长裙，系围裙，束腰带。头饰，先插月牙形大木梳于头上右后侧，掺少量假发绕于梳，再挽髻于顶上，以小银链缠头10余圈，脑后系数枚银铃。

(8) 江龙式 分布于镇宁、紫云、安顺三县（市）交界一带，以镇宁布依族苗族自治县江龙较为集中。女装为大领右衽窄袖衣，外加无扣短坎肩，着无褶多截长披裙，头右扎长梳，发挽悬于梳上，前系百褶围，束腰带。盛装多用红缎，领、肩、袖、臂多挑花为饰，裙为黑白间道横向，第二道为挑花饰件。系裙后，腰束宽带，挽结于前，两端下垂为飘带。

(9) 望安式 分布在望谟、安龙等地，上装为对襟短衣，左襟外翻，有后披领多截蜡染挑花百褶长裙，前系挑花围裙。腰缠10余米长的小花带。头饰，平时拧发为一股，盘于顶，缠青头巾；盛装时在头巾上钉银泡、银链、串珠、海巴，耳戴银坠。

（10）仁怀式　分布于仁怀、金沙等地。妇女服装为对襟或大襟式，对襟无扣，内束梯形胸围，外束腰带。着多截蜡染、挑花结合的中长百褶裙，包头巾，缠绑腿。

（11）普定式　分布于普定、镇宁、安龙和遵义等县，上装为大襟窄袖短衣，百褶多截中长裙，前拴围裙后系飘带，缠头巾。盛装的衣领、领围、前襟右缘和两袖，裙下截、前裙围的四缘和中心、后飘带等，都精工挑绣花饰。头巾较长，折成约6厘米宽，层包为圆盘，外围一条缀有缨须的花带，缨须下垂。

黔东北型：黔东北型为湘西方言，妇女服装为大襟短衣，长裤，大多数缠头巾。缠头巾的青年在着盛装时，多数佩戴多件精制银饰。分布在铜仁地区和遵义地区东部，黔东南和黔西南两自治州也有少量分布。

（1）松桃式　分布于松桃、思南、印江、道真、务川等县，女装在清代是大襟宽袖镶栏杆短衣，全红或红黑相间的绣花百褶中长裙，缠头巾，盛装时佩戴多件银饰。清代后期易裙为裤，衣式照旧，惟袖稍窄，衣身略长，缠头巾，裙、裤并存。到民国初年才不再制裙，但祭祀时仍穿。改装后，领围、襟缘、袖口、裤脚都镶栏杆，姑娘发编独辫垂于背上，结婚时起，改挽巴髻于脑后。中华人民共和国成立后，松桃服装款式不变，惟头巾逐渐加长达10米左右，发辫和发髻是婚否的标志。20世纪60年代以后，青年妇女衣式，衣身较前略短，裤管也相应改小。衣、裤都不镶栏杆，只中年以上的不变。青年妇女着盛装时，从头、项、手至衣身，都佩戴多件精制银饰，多者重达2 000～2 500克。思南、印江女装款式基本同松桃，但多数地区的头巾不加大，偏僻村寨的衣、裤仍镶阑杆。着盛装时，也佩戴多件精制银饰。道真、务川女装款式与松桃基本相同，着盛装时戴多件银饰。道真缠白长头巾，民国年间个别人家还保存百褶裙。务川的头巾都用青色长布。两县的便装都不镶阑干，但务川一般要外加坎肩，并拴绣花围腰。

（2）晴隆式　分布于晴隆、普安、水城等县。妇女服装是内穿长袖衣，外着大襟宽短袖的半长衣，松束大腰带呈左高右低，衣袖及襟缘都镶阑干，着长裤，穿有鼻梁的绣花布鞋。姑娘梳单辫，包白长头巾，发辫由后往前缠于巾外；婚后挽髻于顶，呈圆锥形，高约3寸，上罩青帕，帕的两端垂于颈后。

二、男人服饰

苗族男人的服装，没有妇女的复杂。目前除少数地区平时穿着，另一些地区节日穿戴仍保留一定的传统装饰外，广大地区的穿着，已同当地汉族的穿着无显著区别。

清代以前，男人满头蓄发，挽椎髻于顶上，着大领左衽或右衽衣，有少数衣着为“横布一幅，中空而贯其首”的“贯首衣”衣式，有的穿百褶长裙。清初，人都只留顶发，挽椎髻于顶上或梳辫盘头。民国以后，年轻的都剃光头，包头巾，只老年人留顶发。衣服也改为大襟式，方便劳动。贵州省东部地区苗族男子的服饰为对襟短衣，有的不上小领。富裕之家也穿大襟长衫，外套“大袖衣”。青年多穿对襟布扣短衣。台江、剑河两县南部、从江县的加鸠、宰便和榕江县的八开等地，由于交通不便，少与外界接触，服装、头饰仍保持19世纪的模式。目前，中老年人的发髻、服式不变。清水江、㵲阳河两岸及今铜仁地区民国时期每遇节日、喜庆，一般都穿大襟长衣，包长头巾。青年蓄发的，头巾不用了。目前中青年都穿干部服，个别穿西装。

中部、西部地区的苗族男子服饰，目前每遇节日有娱乐活动时，服饰仍保留一些古装遗迹。贵阳市花溪区的朝阳、湖潮等地的男青年，节日参加芦笙舞时，都穿大襟长衫，前束一幅满挑花纹的围腰，包长头巾。安顺地区部分苗族青年，除着大襟长衫，束腰带，缠头巾外，还戴银项圈。威宁部分苗族男服装为麻布长衫，外披毛、麻交织为几何图案的大披肩；另一部分男子衣式为对襟无扣白麻布长衫，披肩及领均精挑花纹为饰，缠白头巾。盘县特区的滑石板等地，节日时，男青年仍穿盛装。赫章、水城、纳雍接壤一带，每逢节日，男青年除穿挑花披肩外，头巾周围还满插锦鸡尾羽。其余各地青年，每逢节日举行娱乐时，有穿干部服的，有穿大襟长衫而包头巾的，遵义一带在长衫之外，有外加坎肩的。老年人穿大襟长衫，包头巾。

第二节 饮 食

苗族人民历来以大米为主食，辅以包谷、小米、小麦、红薯、洋芋等杂粮。副食为豆类、瓜类、蔬菜，都为自己栽种。野菜是从坡上采集而得。日常调味品有辣子、葱、蒜、芫荽、木姜子、木姜花、花椒等。肉食除猪、牛、羊，是自养或在市场上购买外，鸡、鸭、鱼、鸟、禽蛋全是自养或捕获。很少杀牛，以杀猪为普遍，杀猪主要是在至亲往来、节日丧葬、以及祭祀时才吃得上。杀鸡鸭也主要是在这些情况下所为，平时是很难吃到。过去经常食油的人家户不多，只有中等以上人家才能用油炒菜。建国以后，不用油的人家已经不存在了，年终杀猪过年的人家已经不少，赶场天和平常买肉吃的户数比过去多，生活大有改善。

苗族的饮食特点有四：一是重糯食；二是酒；三是喜酸；四是善腌。糯食是苗族主食之一，也是苗族人民十分重视的主食，在苗族人民生活中占有主要地位，为男女老幼喜爱之食品，人们认为吃黏米饭不顶饿，味淡，不及糯米饭香，不用菜也能吃下。凡逢走亲访友的礼品，各种节日的主食，多为糯米做成的各种食品。有甑蒸绚白的糯米饭，染成五颜六色的花糯米饭，枕头形和三角形的粽子、糯米粑，以及酿酒、长途旅行或上坡做活，多以竹制盒盛糯米饭储之随身带去食用。尤以新媳妇初见翁姑，女婿拜见岳丈。糯米制作的上述礼品是必备的礼物。因此，糯米的用量比例是很大的。是苗族人民的主食烹饪，对黏米普遍采用木甑蒸和鼎罐煮闷熟。多是按米放水，不滤米汤，群众称为“按汤饭”，苗语称“告翁贺”（ghed eb hot），食之既不淡味，又有营养。糯米是先用冷水泡发胀后，过滤放于木甑上蒸熟，再陈放于木盆内而食。黏稻或糯稻，多是舂一次吃一天，常年如此。认为现舂现煮，吃了养人，放久了的米是陈米，吃了不养人。粮食加工工具有石碓、水碾两种，是很早就使用的工具，石雕，每户必备。近水的寨每寨有一架或数架水碾，也只有在农忙季节才使用，干旱主要还是依靠石碓舂米。加工方法，把焙笼烘干或日晒干的稻谷放入石臼内，用脚踏碓杆后端，使碓杆起落，利用落下的力来舂米，舂好即筛去糠而得净米。

苗族人民喜食酸辣味汤菜，家家户户都有酸菜、酸汤和酸辣子。苗族的酸菜味鲜可口，制作方便。将收割下来的青菜、白菜、韭菜、萝卜等洗净晒干，切细，调糯米粉、糯米饭或米汤、辣面、盐水等与菜拌匀腌于坛内即成。生食可作劳作午餐的下饭菜，冰雪封冻时节可开汤就食。平时煮新鲜蔬菜或瓜豆，掺与酸菜或酸汤，食后既可健胃生津，又可清火祛热。暑天将酸菜开成清汤或将生酸菜泡以凉井水，是十分可口的解渴饮料。

“酸汤鱼”，是苗族传统的风味名菜，烹饪简便，四季可制。将酸汤兑清水，放入适量食盐，煮沸后将活鲤鱼割取苦胆，放入锅里，煮至鱼鳞翘起为佳（切忌酸汤未煮沸就把鱼放入锅里，这样会产生鱼腥味），食用时肉嫩汤鲜，清香可口。

腌鱼，是苗家待客的传统佳肴。它色鲜味浓，吃起来爽口畅心。苗族人民习惯在稻田里放养鲤鱼，将捕捞得的鲜鱼洗净，剖开取其内脏，然后撒上适量的盐和辣椒粉，再和上花椒面等佐料浸渍，置于烟火上烘至半干，再把备好的甜酒抹上，或糯米粉放在鱼上面，一层鱼一层甜酒糟，装进坛内盖好，封严。等到半月以后，就可取出来用油煎吃，也可生吃。隔年腌鱼，鱼刺已软柔，鱼内甜辣、咸各味兼有，食之别有风味。

“冻鱼”，在过“苗年”时冻鱼是必不可少的佳肴年菜，鱼也是祭祖的必备食品。烹调不像平时用油煎，而是在锅里先放酸汤煮滚沸，而后将活鱼剖取苦胆，放进酸汤里煮；有的加入豆腐或黄豆放盐煮。快舀时，放大蒜、葱、辣子面等佐料，熟后，即舀入钵里冷却，便成“冻鱼”，味道清凉可口。

腌肉，将鲜肉肥瘦切成片，用糯米粉与适量的盐和辣椒粉，再和上花椒面等佐料放在肉上面，一层肉一层米粉，放入坛内封好，半月后便可取出来炒吃，清香可口。

苗族很早就掌握了酿酒的技术。出土文物表明早在商末周初，贵州便有酒。大部分农户都能自制酒米曲，自酿甜酒、泡酒和烧酒，但以烧酒最普遍。苗族人民在长期酿酒、用酒过程中，形成了一套风格独特的酿酒技术和饶有风趣的酒礼酒俗，创造了绚丽多彩的苗乡酒文化。

酒礼酒俗宛如灿烂的山花令人目不暇接。在苗族社会中，酒的用量很大，如建新房、过年过节、婚、丧、祭神、敬祖宗等，都要用酒，特别是做重活，收工后餐餐离不开酒。一般成年人饮酒居多，妇女平时虽不饮或少饮，但遇有宾客来到，或者喜庆之日，家中主妇也以酒相敬，客不饮主人不快，客人不醉不罢休。因此，即使自家不能喝，也都自酿一缸储存待客。

酿制的酒中，质量最高要数“重阳酒”，这是传统的窖酒。其制作很讲究，系用上好的糯米蒸熟作母子发酵成甜酒，另酿制度数最高的头道酒掺入甜酒中去泡，便成酒性纯正，酒色泽棕黄，状若稀释的蜂蜜，香味馥郁、青甜爽口。若窖在地里，时间越长，酒性更为纯正，苗族人民秉性豪爽，热情好客，酒在他们的心目中，是待亲朋的佳品。每逢客至，常用自酿家酒，以飨宾朋。他们感到无酒不成礼仪，菜肴即使丰盛，无酒主人则感到怠慢了客，不成敬意。俗语说："酒吃人情肉吃味"，重酒不重菜，只要有酒即使只有酸汤菜或一碟辣椒水都行。客人喝口空腹酒下肚也会满意而归。酒席间，主人殷勤劝酒，当客人接过酒碗毫不犹豫地一饮而尽时，主人便喜笑颜开，热情地跟你攀谈，若客人不饮或饮之不力，主人会豁然不快。总之，来客必有酒待为贵，因而苗族人民创造发明了牛角酒、栏路酒、双脚走路酒、团圆酒、祝颂酒、交怀酒、送别酒等等独特的饮酒礼节。每逢客至，主人以米酒和苗歌拦路迎接，为客人唱起敬酒歌，劝客人畅饮拦路酒，以"阻拦"客人进寨的特殊方式隆重迎接客人。拦路酒少则三五道，多则十二道，最后一道设在家门口。门口架着一张长条木桌一对牛角酒杯悬于左右枋上，身着盛装的主人双手捧着牛角酒，一一向来客敬酒。客人往往事先被告知，不要用手接牛角，否则那沉甸甸的一牛角酒就全部归接杯者了。往往长辈、客人先饮是通常的礼节，交杯对饮、换盏添兴是一般规矩，劝酒时，常引吭高歌助兴，抒发彼此间的感情，或叙述族源、历史、歌唱丰收等等，有呼有应，有领有合，唱一首，对一曲，谁唱输谁就喝上一碗酒，彻夜不眠，通霄达旦。

主食：苗族的主食有稻谷、包谷、麦、小米、高粱、荞、小豆、薯类等。各地都根据自然条件种植，多数地区以食大米为主，部分地区多食旱粮，少数地区食马铃薯和其他旱粮，很难食到大米。

黔东南苗族侗族自治州以种植水稻为主，旱粮种植不多；粮食都以稻米为主，极少有单食旱粮的。

黔南、黔西南两自治州和安顺地区，苗族的主食有大米、包谷、麦、荞、小米、甘薯、马铃薯等。

黔北平均海拔高，气温低，无霜期短，因而这一带苗族的主食，可分为三种情况：

(1) 住地海拔较低而有水源的，多以大米为主食，兼食包谷、大小麦等。一般都以旱粮掺大米一起蒸食，有的人家还掺甘薯，单食一种粮食的人家不多。

(2) 海拔较高地区的平地、山谷也种水稻，但面积不大，成熟晚，主要是种包谷、麦、燕麦、荞等，多以包谷为主食，兼食麦、荞、大米，专吃包谷的时间较长。包谷食法是磨如小米黏，簸净，放入木甑蒸片刻，倒于大盆中，洒清水拌匀蒸片刻成块状，倾出捣碎，洒水再蒸。两法在蒸熟时，清香胜过大米饭。荞、麦食法，一般是磨粉蒸作块粑，也有洒上少量清水拌成"疙瘩"而后蒸熟的。

(3) 海拔在 1 700 ~ 1 800 米以上的地带，不适种水稻，居住在这些地区的苗族，终年惟食包谷、荞、燕麦和马铃薯。

黔东北海拔低，土肥水富，苗族多种水稻，也种小量旱粮，多数人家以食大米为主，兼食旱粮。小部分地区因受自然条件限制，以种旱粮为主，也种水稻。

副食：苗族的副食品，分为菜蔬、荤食两类。

菜蔬有瓜、豆、菜、佐料等。

瓜有南瓜、冬瓜、黄瓜、苦瓜、捧瓜、葫芦瓜、蕉瓜等。

豆有豇豆、扁豆、四季豆、豌豆、棒豆、黄豆、小豆、绿豆等。

菜有白菜、青菜、瓢耳菜、萝卜、胡萝卜、莴笋、莴苣、苤蓝、菜花、油菜、苋菜、天心米、韭菜、水韭菜、芹菜、黄花、魔芋、"广菜"、竹笋等。

佐料有辣椒、火葱、香葱、大蒜、生姜、花椒、芫荽等。

野生食用菜蔬有蕨菜、蘑菇、野笋、木耳、折耳根、野葱（又名苦蒜）、野黄花、水芹菜、椿菜、木姜子。台江、剑河两县南部等高寒地区，苗族采食的野菜多达20余种。

蔬菜除鲜煮食用外，还有加工储藏。综合各地计有酸辣、糟辣、面辣、酸菜、盐酸、酸笋、灰水蕨菜等。

酸汤是苗族地区最有特色的，其制法是以淘米水盛于陶缸中，掺进老酸汤的沉淀物为酵母，数日后即成。以之素煮鲜嫩瓜、豆、蔬菜，味鲜可口；如煮鲜鱼另配佐料，味更鲜美。近年有人引进各地开办酸汤鱼餐馆，颇受顾客青睐。

腌菜，现黔东南苗族侗族自治州境内的苗族，有的人家还做腌菜，但不普遍，分荤、素两种。

黄豆加工为豆腐、豆豉、豆芽、血豆腐，魔芋块根加工为魔芋豆腐等，都很普遍。

夏季三伏天时，豇豆、嫩南瓜等切成薄片分别晒干，作冬季料食。还有萝卜、笋、菌等，也晒干作蔬菜淡季食用。

荤食有猪、牛、羊、狗、兔、鸡、鸭、鹅、鱼等。家禽平时可以自宰自食，猪、羊除过年、婚、丧等可杀食外，平时一般都不屠宰自食。

炒面，炒面是海拔较高地区的主食之一，同时也是走亲串戚必不可少的礼物。其制作是将燕麦炒熟透、干、脆，然后舂去麦壳，用石磨磨成粉米，再用细筛筛过即成。

第三节　居　住

苗族历来喜于山川秀丽的河滨或平坝傍水地带为寨，聚族而居。因此一个村寨基本上是一个宗族，但较大的村寨亦有几个宗族聚居的，也有的一个宗族分居几个村寨的。寨子有的十几户，有的几百户，甚至上千户，单家独户少见。贵州中部、西南部、北部、西北部苗族，多居住在较开阔低平、易垦田畴地带。东南部雷公山麓苗族，多建寨于半山腰，山梁险地，形成立体分布。

这是历史上依险反抗民族压迫所造成的遗迹。因为受历代统治者的压迫，迫使迁往高山密林。

苗族人民自古以来就有美化村寨环境的优良传统，村落周围绿树环绕，形成天然木栅，数人合抱的枫树、青松古柏、四季常青，婷婷玉立。这些是不能随便砍伐的“保寨树”。每个村寨常在寨子的出入要道或寨旁名胜之地，设置一对对造型古朴的长条木凳或石凳，供过往行人小憩或供青年男女游方。有些村寨用条石板或鹅卵石铺砌巷道，使寨子格外整洁朴实。有的在跨溪处，搭长廊式“风雨桥”，桥沿两侧设有栏杆和长凳，形同游廊，供人们休憩。接待宾朋，常以“风雨桥”为迎送客人的“酒卡”。农家房舍鳞次栉比，错落有致。

农舍建筑艺术是独具匠心的，村民依山傍水落寨，依山就势建房，全系就地取材，因地制宜建筑而成。民居建筑的形式有平房、曲栏回廊或吊脚楼和吊脚半边楼。清水江畔村寨的房屋，多为“吞口”式平房，常见三间。正中间为堂屋，面壁内缩一柱形成吞口。左右间分作前后两半，装修住人或作卧室。但在正中间堂屋隔成前后间时，前半间面壁中开一窗，装几何图形木质窗棱以通光线。堂屋前半间为一家人饮食起居、取暖、待客的活动中心。与汉民族“交错而居”的农户，以此间中心仿照汉俗安灵设位祀祖。有的在此正堂存放历届祭鼓节留作供奉的水牛角；全竹制作的“长命树”竖于正堂屋左中柱边。正堂屋中设火塘，供煮菜烧饭用。火塘的火种终年不断。堂屋后半间只能住老人，不能住已婚男子和刚生育的媳妇，以免得罪祖先。有的家庭经济状况较好的，还在住宅两侧建厢房、猪牛圈与厕所。

东南部雷公山麓的苗族住房，多为曲栏回廊的吊脚楼和吊脚半边楼。吊脚楼立于平地，吊脚半边楼建于倾斜度较大的山坡上，就坡面辟为上下两级屋基，下级竖长柱，上级竖短柱，使前半部楼板与后半部地基平行相接，形成吊脚半边楼。每排柱的最外一根自上而下截齐上屋基处，形成吊脚柱，“吊脚楼”因此得名。曲栏回廊式的吊脚楼和吊脚半边楼，多数是三间正房带一间顺屋面而稍低于正屋的吞口偏厦。吊脚楼吊脚的一面，置连接两吊脚柱宽尺许的坐枋，坐枋上置外伸横梭柱，嵌数十根弯月形木条连接坐枋，形成靠背式坐椅曲栏杆，苗语称“嘎息”。是一家人小憩极为惬意之所。走廊多从上层基处起直通堂屋，用细木条镶成齐腰高网状或直条栏杆通廊。曲栏回廊式的吊脚楼和吊脚半边楼多为三层，一般上层为仓廒，两边或安置纺织机。下层堆放杂物或关牲畜家禽，安碓杵，中层住人。

苗族住宅装修，都是竖装板壁。平房明间大门和曲栏回廊式的吊脚楼、吊脚半边楼的中层大门均为两扇门，次间为一扇门。堂屋大厅的连楹，安有一对木制水牛角。认为水牛神通广大，有其守门安然无恙。窗为直灵几何图形木质方格窗。也有靠里安一带槽上下或左右活动的梭板；白天将梭板放下或左右拉开，以增室内光线，晚上再关闭。

谷仓多建于离住宅几十米处，均为高脚仓。种摘糯及小米的村寨，多在寨边向阳地带竖两柱，上盖杉树皮，连两柱横架十数层木条的晾禾架，晾糯谷或小米。为防止不慎失火，粮食不致被烧毁，谷仓和禾架立于离寨边较远的安全地方。建房用工多是互相帮忙，全村协作，只供酒饭，不付酬，这是自古就形成的民风。

第四节　婚姻家庭

一、婚姻

苗族古代婚姻曾经历过血缘婚、“普那路亚婚”、对偶婚和一夫一妻制等形态。实行一夫一妻制以后，婚姻缔结有自主婚和包办婚两种。结婚年龄一般在16岁至23岁左右，男性婚龄稍比女性大些。苗族社会严格恪守着一夫一妻制和血缘之外的婚制。苗族青年男女多是通过游方，双方自愿就可以互为配偶，建立家庭。其限制只要不是同宗共祖祭鼓（指有共同父系血缘关系的后代），便可以结婚。姨表之间的子女均视为亲近同胞，禁止通婚。亲戚间不同辈份不能通婚。过去有些苗寨男女不与本民族中的不同方言的人通婚，通婚对象在本支系方言中选择。

苗族婚姻大都是当事人自主婚姻，其缔结方式主要有两种：一为青年自主婚姻；二为父母包办婚姻。

（1）青年自主婚姻：这种婚姻，即青年男女在“游方”（yex fangb）活动中，通过自由恋爱，结为夫妇的婚姻方式。从认识到结婚，完全按自己的意志行事，对自己的婚姻拥有绝对的自主权，因而苗语称“阿概丢党”（ait kheet diongb dangx），意为“情场结缘”或称“阿概幼”（ait kheet yut）意为“小型结婚”。其过程如下：

游方：是黔东南苗族青年男女自由恋爱和进行择偶的主要手段。“游方”的全过程：以初识、试探、赞美、爱慕、盟誓、订情为主体。大凡苗族青年男女年届十六七岁，都有过游方活动。十八至二十岁左右最为活跃。当他们在各种公开的社交活动中，一旦情窦初开，自然会产生对恋人爱慕之情。他们以对歌的形式来寻觅知音，选择配偶，男女双方一旦相互钟情，就单独幽会。经过多次的幽会谈心了解，加深感情，直到倾诉衷肠，表达爱情，而订终生。

青年男女们不但与一向倾慕的对象畅抒情爱，连素不相识的异性也可以毫不拘束互相攀谈对唱，从中找到心心相爱的对象。他们通过吟唱显示歌才，披露心声，交流思想，建立感情，以自择婚配，因而婚后离弃极少。游方绝不是毫不道德的私合滥交，乃是按传统习惯在道德的规范下进行的。因此，无论男女进入游方场后，都要讲文明礼貌，必须遵守一些约定俗成的规章。

游方活动不是随处可以进行，而必须在特定的地点，苗语称“嘎打良庚”，通称为“游方场”。设多少“游方场”，则依寨内居住姓氏或宗族多少而定，若一个寨子同属一个氏族，小寨则设一个游方场，大寨可设两个以上游方场。若多姓杂居，则各姓氏设各姓氏的游方场。总之，以同姓或同宗男女回避为原则。这些供青年男女社交活动场所，一般设在寨边或寨中，讲究的设有石凳、木凳，栽有百年大树，因而这些地方被视为风景胜地。若农闲季节或节日盛典，游方频繁，白天亦在进行。为了礼貌，尊重女方寨子，不宜在寨中游方场谈情对唱，可择在离寨子不远而人能看得到的河边、路口、桥头、树下、草坪等地方，而不能在隐蔽之处进行。总之，游方是一项有规范的社交活动。

为了方便青年男女社交和谈情说爱，苗族社会专给青年男女特定游方的多种多样的活动日期与形式，但各地不一。有规定在节日的白天进行，或在傍晚进行，有的只许在游方场上进行。活动最频繁是农闲季节，每到夕阳西下，夜幕降临后，最为活跃。过年和吃新节期间，游方场中，赶场路上，姑娘们象欢度节日那样，相邀成行。沿途穿着整齐的小伙子们，不管相识与否，不论旧交、新好，都可与姑娘们对歌攀谈或寻觅知音，选择配偶。集镇街道旁，也可见青年男女们聚谈。在各种喜庆集会或插秧或打完谷子后，小伙子也就可以走村串寨进行游方活动，十天半月不归，也不带盘缠，所到之处，由姑娘招待。

青年男女在初相会时，皆以群体活动为主，男女各在一方通报家门，即各自所属宗支以免误会。然后用自己的聪明智慧抓住对方的情思，一唱一答促进情感交融。对唱的内容为“相见歌”、“青春歌”、“赞美歌”、“相思歌”、“求爱歌”、“成双歌”、“逃婚歌”、“苦情歌”、“离婚歌”以及“分别歌”等。经过几次接触对唱来显示自己的才华，有的即兴编就，并随着感情的起伏而千变万化。彼此初步了解或互为对方相中，情意相投，方可离群自成一对，在人们的视线范围内，以歌为媒，倾诉心曲，商谈终身大事。

台江方白苗寨一带有种奇特的婚恋形式：一般姑娘长到十四五岁后，父母让她单独居住在一个小屋里，屋壁上凿有能容纳人头一般大的孔，称为“姑娘洞”（ghongd dlongd daib gef）或“望情妹洞”意为“爬窗孔”，是方白一带苗族男女青年谈情说爱寻觅伴侣的一种最有风趣而独具民族特色的社交活动方式。洞口正对着姑娘枕边，入夜后，男青年分别来到各自意中的姑娘窗外吹口哨，姑娘闻声即打开窗口，双方隔着板壁，喁喁私语，长夜倾诉，谈心对唱。如果姑娘意中男方，就开门让他进屋坐在火炕一边双方彻夜对唱，倾吐受慕之情，家人必须回避。另有些村的苗族青年，夜间游方是在女方家门口或楼门边进行。一般女方家大门半开，男在外，女在内，相向唱谈，长夜倾诉；夜深后，征得女方同意，男青年们可到女方屋内围炕喁喁私语或对唱。关心自己女儿的母亲，有时还来指导女儿的歌路，以免唱输了。

游方要文明，要讲礼貌。进入游方场后，都必须遵守一些约定俗成的寨规：第一，严守人伦。虽不同寨，但同一氏族的青年男女或同寨同宗的男女不能互相游方，谈情说爱，更不能相互通婚。游方场地皆以房族宗支或姓氏划分，如走错地方而不听劝告，则被视为坏了规矩。如有违反，而属乱伦，破坏伦理，破坏族规，宗族将要给予处分，向全族陪礼道歉。第二，外村青年前来游方，在游方场内可以纵情谈唱，但不能呼喊。否则就视为不尊重女方的寨子，女方寨子的父老就要出来斥责。第三，游方时男女各在一边，相隔一定的距离。说话唱歌都要文明，不能出口污秽语言或抚摸拥抱。否则女方就立即加以痛斥，然后转身回屋。无礼者，以后休想再来游方。第四，如遇女方父老兄弟万一因绕不开路，必须路过游方场时，女的应起身转背，男的则低头或掉过脸去回避以示对长者的尊敬，如父辈或长兄因绕不开路，必须经过游方场所时事先要打“响声”（如咳嗽等），借以通知回避，以免彼此互为尴尬。与此同时，要尽快停止歌唱，以示尊重。第五，女方寨上操办丧事，不得游方。第六，兄弟不得同时在一个游方场游方，舅甥亦然。如兄与弟、舅与甥同时出现于一个游方场，则弟回避兄，舅回避甥，这才算懂礼。第七，有些村寨规定只能白天游方，则在傍晚之前，女子必须归家，否则，父母必将斥骂，社会必将耻笑。第八，某对男女情意相投，可离群体自成一对，以歌为媒，倾诉心曲，商谈终身大事，但不能离群太远，以人眼可见为宜。有情人虽进入个人对话阶段，举止言行仍要文明。第九，凡有后生来游方，寨上姑娘必须出来相陪。否则，被视为没有礼貌。

在游方的过程中，男女双方经过多次幽会谈心，加深了解，加深感情，彼此确实情深意笃，就可交换信物，互定终身。交换的信物，女的多半是手镯、项链，男的多是戒指、头巾或互换衣服。若在正式结婚之前，一方或双方感情有变化，不愿结合，信物可互相退还。

私订终身之后，有的双方各自将“机密”通过妯娌、兄嫂等渠道征求父母意见，有的则绝对保密，不让女方父母知道。若双方父母均欣然同意，则由男方父母托媒人到女方家提亲，把这门亲事定了下来。继而双方家庭商定迎娶日期。若双方或一方父母不同意，而这对青年却又情意绵绵，感情笃厚，一个愿嫁，一个愿娶，就不顾父母的阻拦，决定逃婚。自主自由的婚事，在婚前，多瞒着老人乘“游方”连夜私奔。当双方私定终身喜期已届的那天晚上，新郎约双数密友，乘风清月明之夜，按事先约定的时间，到女方寨边的游方场上或双方约好的地点，便向新娘发出双方约定的信号，如打口哨、吹木叶、唱歌等等。总之，千方百计，不惊动姑娘家的人。男女双方来到游方场后，仍然和往常游方一样，对唱情歌，谈笑风生，没有半点逃婚的迹象。当游方到万籁俱寂、夜深人静时，即将做新娘的女青年才跑回家去，趁老少都已熟睡时，悄悄地拿走早已备好的衣裙、首饰和一把必带的雨伞，交给一两个知情的女伴悄悄先带出门，转交给来迎亲的新郎同伴。然后新娘象往常出去游方一样从容走出家门，径往与新郎约定的地点，便跟着男方和邀来的伙伴星夜赶往男方家。此时，新娘最相好的同寨姐妹们要陪同相送一程，一般送到途中便与新娘洒泪而别，姑娘们同在一个寨子长大，同在一起游方的女伴们来说，既高兴又难过，高兴的是这位女友敢于摆脱老人对婚姻的阻拦，嫁给自己心爱的情侣，难过的是少了一位友伴和姊妹(南宫、交密一带送亲姐妹一直要送到男家，并住三夜才回)。送亲姐妹在半路分手时，新郎要取出一些钱分送给她们，以作酬谢，俗称“草鞋钱”。走路时，新娘一定要小心行走，谨防滑脚跌倒或从身上掉下什么东西来，否则不吉利，徜遇涉河跨沟，必须由接亲人背新娘涉水。私奔的新娘必须在鸡叫以后、天明之前行至新郎家。

走到新郎家村边，有的燃放鞭炮，一直燃放到新郎家门口，请新郎父母出来开门。无鞭炮准备的，则在寨边稍候，由迎亲伙伴飞报新郎家作好迎亲准备。男方父母听到后便组织人迎亲，由新郎的妹妹或堂姐妹为迎亲主体，加上寨上的姐妹和房族组成，然后打开大门，把新娘迎进家。接亲的主要仪式是接伞。接伞的人必须是新郎的小妹或堂妹。无亲妹、堂妹则由新郎父母指定一与新郎同辈份的小姑娘去接。新娘走至大门，即由新郎的妹妹跨出门外迎接新嫂子，新嫂子接着用左手把雨伞递给接伞的妹妹，接伞妹妹接过新嫂子手中的雨伞后，新娘即用左脚跨进屋内，以示今后成为新家庭的主妇，并寓意生儿在前。随即由接伞妹妹携新娘手迎入新房，迎亲妇女们陆续进入新房休息。新郎则不进家，到房族家去回避。

当夜新娘嫁到新郎家以后，新郎父母于翌日早上杀鸡祭祀祖宗神灵，并宴请房族、寨老，表示给儿子接了媳妇，完成婚姻大事。苗族称“祭娘”（jis niangl）。

迎新娘进家的当天，新郎父母要请一至二名善于词令富有涵养的男人，带一活鸭悬于伞梢上，携一壶米酒，前往新娘家报信，央求认亲。并主动地代新郎新娘向女方家“认错”、“请罪”，请求息怒。如果女方家已了解男方家庭及社会关系等情况，同意开亲，即接受男方家送来的活鸭，设宴来招待报亲人，并邀请亲房、寨老一同欢宴。然后，双方定下新娘回门日期及应办礼品。若女方家不满这门亲事，则遭到父母的绝然反对，拒绝接待报亲人，将报亲人带去的活鸭甩出门外。严重的还联合全族，扬言要把新娘拉回来，断绝母女关系等等。在这种情况下，报亲者也不能离去，要尽量耐心，一而再、再而三的央求，最后实在还不松口答应，就只好收场返回，如实向男家回报。女方家不接受的鸭子，报亲人只好提到寨中熟人或女方叔伯家去杀来请他们代成全这门亲事。有的新娘家老人通情达理，想得开。虽然骂上几句，以示女方家自尊，往往就在席间表了态承认这门亲事。认亲以后，新郎家就要尽力备办礼物，陪送新娘回门省亲。

（2）父母包办婚姻：是男方父母认为有适合与自家儿子为婚的姑娘，就请家中老人健在、儿女双全、善于辞令、并与女家有些瓜葛关系的中老年妇女为媒，到女方家去提亲，介绍男方家的情况和未来女婿的人品。开始，女方家长不轻易放口允诺，需要征求舅家和房族意见。这时，一般不招待媒人，做出一副高傲样子，不然就失去体面。即使同意了，也要故意说一些搪塞的话，如“我家姑娘还小得很，还不懂事，让她在家多待几年再说。”后经男家多次请提亲人反复说亲，才肯答应。

同意后，女方父母要设宴请亲族数人陪媒人，并以白布礼带一双（表示吉祥，是特制的白布料或彩绸，宽四寸，长四尺，两头缀以缨须，经济条件差的则用棉花条代替）。还另备两条彩礼带，公、母鸡各一只，请提亲人带给男方家，作为同意缔结婚姻的彩礼，也就是等于订婚。男家获得鸡后，又邀家族将鸡杀来报知其家族老少，以示其子业已订婚。以后女方如有反悔，男方则以这些礼貌为凭，进行说理。

父母包办婚姻，过去最常见而危害最大的是“舅权制婚姻”，即“姑表亲”，苗语称“阿概来优”（ait kheet nenl yus）。这种婚制，规定姑妈的长女，必须嫁回舅家为儿媳。这种“姑舅世婚”有叫做“酬婚”，“还娘头”，“还源头”或叫“还骨种”；又有所谓“侄女跟姑妈”之权，如舅家没有儿子或年龄悬殊太大，征得舅家同意，甥女才能他嫁，但甥女婿必须通过一定程序给舅家一笔叫“外甥钱”的财礼。过去是一两二钱银子，民国初年，改为十二块大洋。如果甥女不愿嫁舅家，财礼就出得更多。苗族爱情叙事诗《娥姣与金丹》唱道：“舅家的外甥钱呀，放在牛背上，牛背就要弯。放在马背上，马背就要断。放在桌子上，桌子就要垮。”可见当时舅家要的财礼钱是十分惊人的，由于财礼钱要的繁重，使许多青年男女找不到美满的婚姻，造成逃婚和殉情等悲剧。

建国以后，这种婚姻形式上虽然还存在，但已不带有强制性了。随着婚姻法的制定，优生思想的不断宣传，这种既属强迫又是近亲结婚的旧俗，正在消亡之中。

择日：结婚日子事关重大。选择丑、子、午、辰，尤其是子、午日是吉日。到女方家商定择日时，男方家挑选男或女一至二人为证婚人，随同媒人到女方家去选择结婚日期。所带礼物是几封点心。仪式是：女方家杀公鸡一只，煮熟后，双方共同观看鸡眼，入夜时举行。这时，女方家堂屋正中摆着一张长条桌，其上端端正正地放着盛在碗里煮熟了的雄鸡。舅舅坐在上位，两边各就坐着宾主。女方家长说完吉利话后，便毕恭毕敬地端鸡给男方证婚人和提亲人观其鸡眼，然后依次递给在场的人看：如鸡的双眼睁闭一致者为吉，同意结亲。鸡眼左闭右睁不一致者，则预示克男方；右闭左睁则预示克女方，认为不吉利。一方或双方表示解除婚约，男方即把提亲时所收的彩礼带退还女家。如果双方家长执意包办到底，则不计鸡眼好坏，照样开亲，当一屋人专看鸡眼时，女方家姑娘是很关心的，悄悄以耳朵贴着板壁窃听，若她喜欢这门亲事，当听到老人们称赞鸡眼时，心中就感到无比的高兴。姑娘不同意父母包办的亲事，听到鸡眼不好时，也是无比的高兴。有些姑娘不同意父母包办自己的婚事，在煮鸡时，就悄悄用木棍或筷子把鸡眼戳烂，让老人们无法分辨吉凶，包办不成。

看完鸡眼后，双方就协商一系列的结婚事项，如婚期，送亲和接亲人数等。结婚吉日，大都选在农历正月、二月和八至十二月，这时是农闲季节，正适宜办喜事。结婚日期大多喜用卯、丑、子、午日，苗族认为这些日子的属象，象征着吉祥。忌讳在寅、申日举行婚礼。

婚期决定后，双方家庭即分别准备结婚事宜，如喂猪、酿酒，姑娘准备嫁衣等。

包办婚姻的结婚礼仪最为浓重。这两种婚仪：有夜间举行的，白天举行的。按照苗俗，男婚女嫁都是整个家族的事，不只是由事主一家承担。因此，在举行婚礼的前一天，男女双方家庭都宾客盈门，热闹非凡。此间男方邀约家族或内亲如姑舅姊妹（限双数）也有单数的前往新娘家接亲，通常为十人以上，全是男的（新郎不得前往女方家亲自迎接新娘），有老有少。老的须配偶健在，有儿有女，续弦的不要。少的要父母双全。接亲人中，有两人担任主角：一是“司酒”，即男方的主婚人；一是“中人”，即男方的证婚人。礼物是一只雄鸭、一壶酒悬于伞梢上，由一年青后生扛着在前同行带至女家。富裕之家，馈赠礼物当中，还有公鸡一只，肥猪一头，猪头系有彩绸绣球一个，一担或两担高肩箩筐装有彩色糯米饭，每筐饭面上放彩蛋数十个，白瓷花碗两个，新制红色竹筷两双，一坛糯米酒，坛盖用红纸封固，由接亲人挑送到女方家。

是日，女方家迎客的中年妇女和老妈妈们，拿着酒壶，端着酒杯，从女家门口到寨边，筑成一道道“酒卡子”。接亲人一到，她们就开始敬酒，有的才饮第一道“酒卡子”就醉昏了。到第二、三、四道“酒卡子”，就招架不住了。最难过是设在大门口的那道“酒卡子关”，大门内横架着一张长条桌，左右门枋各悬着一具能盛酒的牛角杯，接亲人一到，主人就揪住灌酒，但“司酒”和“中人”可以少喝，因为他们还有执行仪式的任务。

女方堂屋中摆着一至二张长条桌，靠神龛的一方摆有一只熟雄鸡（切成块，合成原样，大腿、翅膀和爪爪不能切断）；猪头、猪肝、猪腰、猪心、猪肺、猪脚爪（均盛于一木盆里）；一盆糯米饭；三碗酒。其余整个桌面，则摆满了丰盛的酒肉。正中座位坐着女方家长，右边依次坐着男方家“司酒”、“中人”及同行接亲者。左边坐着女方家“司酒”、“中人”及陪客的亲友。周围站着许多向接亲人献彩礼带的中、老年妇女及客人。

宾主坐定后，屋里鸦雀无声，女方家特请的司仪开始举行祀祖仪式，即以少许酒和供品捋于地上，接着赞颂：“今天是吉祥的日子，今夜是平安的夜晚。宾主坐满两旁，人生最幸福莫过今天，最美满莫过今夜，金丹喜欢才成双，阿姣愿意才成对。祖先有礼在前，子孙照办在后。祝愿宾主两家亲上加亲，祝愿新郎新娘百头偕老。”

仪词毕，端两碗酒敬给双方的“司酒”，双方“司酒”同时起立，各自滴酒于地祭祖便交着杯饮，司仪接着取出两只鸡腿，给双方“司酒”各人一只，双方交换，表示双方从此有吃有穿。交换的鸡腿，放在桌上不当众吃。司仪再次给双方“司酒”各斟一杯，再次交着杯饮，意即新郎新娘福寿双全。交杯毕，男方“司酒”从衣袋里掏出备好的“开房酒”一元二角钱，双手呈送给女方“司酒”作为“礼金”。紧接着司仪同样给双方“中人”各斟一碗酒，双方“中人”亦同时起立接酒，隔桌喝交怀酒。又取两只鸡翅膀递给双方“中人”，“中人”接后互相交换，意即双方从此搭好亲戚桥梁。

接着，女方家由一老人健在、有儿有女、有吃有穿有福的中年妇女向所有接亲人各拴两条又长又宽的彩礼带于腰间。这是女方家的主带，接亲人接受拴彩礼带时，都要饮酒两碗。然后，女方家族、亲友才给每个接亲人分别赠送各自带来的彩礼带，同时一一敬酒。彩礼带一律悬吊在主人家最先所横拴的主要彩礼带上，接亲人当中，如有与女方家房族或亲友有亲戚关系，则加系一条。因此，女方家族、亲友越多，敬献彩礼带也就越多，接亲人越感到光荣，女方家越感到体面。最后，每个接亲人的腰间都吊满了彩礼带，猛一看去，好象每人都穿上白生生的百褶裙，又象一株白花花的花树，满屋宾客都为他们欢呼喝彩。

拴彩礼带结束后，接着就是房族和亲友各人视亲疏并量力向新娘赠送礼品，有的送钱，有的送衣服或布料。这时，男方家将宾客馈赠的礼品摆出，由一能说会道的妇女宣布哪件礼品是由哪位亲属送的，一一表明，让人光彩。礼毕，宾主开怀畅饮，上了年纪的人，通宵达旦喝酒唱歌；接亲的小伙子则到游方场去和女方寨上的姑娘们交际玩乐。至亲的姐妹们则陪伴新娘，说惜别话，唱伴嫁歌，一曲曲，一首首，都是祝贺新娘成双对，幸福美满。此起彼伏，非常优美动听。

次日天将拂晓，接亲人仍齐聚一堂欢饮。接着男方“司酒”催促让新娘及早出阁上路，新娘动身前，亲族人都前来送别。这时，女方家送亲妇女即向男方家接亲人索取“草鞋钱”，他们却故意不给，逗趣说：“早晓得你们要‘草鞋钱’，我们干脆一人买一双带来给你们穿，好送你们的姐妹。”送亲的女伴们听了，就进行搜身或脱下小伙子们的新衣服或取下他们的包头帕作抵押，一直等到大家逗趣够了，小伙子们才假装为难地把“草鞋钱”取了出来交给女伴们。

接着，举行出阁仪式：堂屋正中摆着一张长条桌，上面放着四碗酒，伯娘、叔妈或姨母以及亲兄弟姐妹围在桌子四周站着，新娘随即盛装走出闺房，面对大家站立着，泪流满面，依依难舍。新娘哭着对亲兄弟们说：“哥兄弟们啊！爹妈把我养大，我却不能赡养老人，很对不起父母。我走以后，希望你们好好侍奉老人。”新娘随即向父母辞别。这时，妈妈含泪赠送姑娘一把布伞，路上遮风挡雨，沿途得以遮羞，新娘接过伞后，即用右脚跨出门槛。新娘手拿着伞在房族姐妹亲友的陪同下，离开家门，人们一直送至村外才含泪止步。

新娘家打发的礼物是：杀后去毛不取内脏肥猪一头，活鸡鸭各一只，两担染有彩色的糯米饭，其上放着十几个染色的鸭蛋，两个白瓷碗，两双红色新竹筷，一坛酒。鸡鸭由一接亲小伙子悬吊于伞梢，扛着走在前面。其余礼物，分别由女方家挑抬至男家，其间，两担糯米饭中，留一担作为到男家祭祖先的供品：另一担糯米饭作为沿途分赠给观众。凡吃到新娘糯米饭者，都认为吉祥如意。

送亲的人数，最少八人，多时整个寨上的姑娘都去。其中一人是新娘的嫂嫂，她就是伴娘，她至始至终陪伴着新娘，不离左右并代替新娘提花衣蓝，指导新娘履行礼仪。

迎送新娘一行长长的婚礼队伍就道时；扛着鸡和鸭的迎亲小伙子在前引路；继后为男方迎亲的“司仪”、“中人”和随同来的迎亲人；随后是送亲队伍；年轻少女走在前面，新娘走在中间，伴娘紧随其后；最后是挑抬礼物的人员和护送的哥兄弟房族。

结婚队伍所过村寨，不分男女老幼都跑出来看热闹，争睹新娘容貌，新娘把伞打开不断遮羞。由女家带来的米饭，除留一点到男方家祭祖用外，其余全馈赠给沿途的观众，让他们吃“新娘饭”（nongx gad niangb）。因而人人高兴认为吉祥。也夸奖新娘家好礼信。有些放牛娃，打听到接亲队伍要从哪条路上经过，跑到半路用树枝把路拦住。送亲人见了，照例要给他们一人一坨“新娘饭”，才得通过。有些娃娃则在路旁临时搭一木叶棚，里面铺上松叶，摆上木筷，然后跑到一边去躲着。送亲队伍来到，见有多少双木筷子，就捏多少坨“新娘饭”放在上面。送亲队伍走后，娃娃们才从密林中呼喊着一窝蜂跑出来争抢“新娘饭”吃。

行至中途，若遇到某村某家也在接新娘，双方迎亲队伍迎面相撞，这时就要礼让，或有的一方暂退一步，让对方走过以后，然后上路，忌以谁强行至高处为礼。有的互相擦肩而过，或两者平平而过，双方伴娘代表各家新娘互相祝贺。“我两个同一夜出生/我两个同一天成双/我两个同样幸福长”若两边新娘均为富有，穿戴多，则取下头上的银花互相赠送；若穿戴不甚丰富，则互相赠一张手帕，或互相交换右脚鞋来穿，然后两支送亲队伍喜气洋洋继续上路。

送亲队伍临近新郎家寨子附近，迎亲的后生即放铳炮或燃鞭炮。当迎亲信号大作，新郎的房族姊妹和前来祝贺的亲朋好友听到后，一齐涌到寨边来迎接，以先睹新娘容貌为快。当新娘在女伴的簇拥下来到新郎家门前，迎亲人自由步入新郎家，送亲女伴则列队在新郎家门口侍候，等待举行一系列的结婚仪式。新娘来到新郎家门前，新郎家事前择一儿女双全，所谓“福命”的中年妇女，用一块新面巾，先在盆里侵点水，然后在新娘的脚上拭了拭，表示洗尘。有的在门栏外燃米草心，以示驱邪。接着新娘把从娘家带来的雨伞用左手递给迎候在门内专等候接伞的新郎妹妹接下，然后迈出左脚跨门栏进屋，其内涵为二：一是左脚先进生贵子，二为从此成了新郎家的主妇；将雨伞交给新郎的妹妹接，表示姑妈的女儿嫁回舅舅家来了，这是“还娘头”习俗的沿袭。

当新娘跨入堂屋之后，所有的送亲女伴才鱼贯而入地走进新郎家堂屋。与此同时，送亲嫂嫂领新娘在堂屋面朝东站着（缅怀祖先由东方迁来），新郎家指派专人接新娘家陪送来的礼物。火铳、鞭炮，从新娘进寨起，一直鸣放不停。然后等候举行其他仪式。

先是举行“吃婚鱼”（nongx nail ghab diot）仪式。新郎的两个妹妹领新娘至正堂东屋的长条桌前，一左一右地陪着当间的新娘坐着，三人都面朝陈设的祭品。此时，司礼用三块新毛巾交与他们各覆盖在腿部，用以接礼品。举行结婚仪式时，新郎家堂屋摆设是：正中摆着长条桌，桌上放着一碗盛有三尾熟鱼，捏成坨的三坨糯米饭，煮熟的猪头、猪心、猪肝、猪腰、猪肺、猪脚爪和猪尾巴以及三碗酒。新郎家长面对供物就坐。一长者先倒一点酒并掐各少许祭品丢于地上，以示祭祀祖先。随即说吉利话：“今天是吉祥的日子，喜庆的时辰，满屋宾主，无比高兴，祝愿新郎新娘，百头偕老，相爱相亲，养女美象花朵，生儿多如浮萍。”祝毕，长者即端酒一杯献给新娘，新娘不用手接，只用嘴挨一挨，即由送亲嫂嫂代喝。然后从碗里拿出三坨糯米饭分别给新娘和陪坐的两个妹妹每人名下一坨，放在她们三人覆盖面前的新毛巾上面，接着又取出三尾鱼每人一尾，也同样放在她们三人的毛巾上，仪式毕。其含义是预祝新娘子孙繁荣象鱼崽。

仪式结束，即由新郎家的房族亲友向新娘敬献见面贺仪。这些礼物、喜酒均由送亲的嫂嫂代收、代喝。礼物中，有的是钱，有的是布料、绸缎，有的是银饰。礼物经新娘过目后，放在升子或簸箕中让众人观看，最后由送亲嫂当众点收所送的礼物照例全归新娘享有，但有的新娘分给新郎家一半或一部分。

献礼结束，接着举行“挑喜水”仪式。新郎家交一对水桶给新娘担在肩上由新郎的妹妹引新娘去挑“喜水”，执行舀水是新郎的妹妹，舀单不舀双，一般舀三瓢；一瓢表示舀吉祥（金银），二瓢表示舀富贵（田地），三瓢表示舀子孙。这时都有许多年青后生跑到井边来故意逗趣，叮嘱新郎的妹妹舀满一点。新郎的妹妹拿着一把又大又深的木瓢，虽然只限舀三下，但却把水桶舀得满满的，新娘把水担上肩，大家就一齐注视着她，看她是不是会换肩；腰身是不是有劲？脚步迈得是不是轻巧？姿势是不是优美，赞叹声，逗趣声响成一片。

挑完“喜水”，新娘又拿起扫把在地上扫了几下，又走到碓房去象征性地舂舂米等。礼仪结束，即引新娘进入新房休息。不一会新郎家举行酒宴。送亲人特设一桌，由亲族作陪。新郎家的酒宴设在新郎家堂屋中，当中是长条桌人数不限，男女客人分列围坐两边，宾主对面畅饮对歌，桌上摆满佳肴，大家尽情地吃喝。另外，主人家还把从新娘家带来的“新娘饭”散给大家每人一坨，同时还在每个面前，放有一两坨煮熟的四四方方的“礼肉”，苗语称（ngax ghab lil）每坨约重一两左右。没有坐位站着的客人，主人就亲自交到他（她）们的手上，连背上的襁褓娃娃也享受一份。这些礼物，客人都不当时吃，各自带回家去，让人们知道主人家喜事隆重，礼节周到。

举行上述仪式和酒宴，新郎都不出面，他穿着朴素，象没事一样，各自上坡做活。至此，浓重的婚礼终算完成，但婚事仍在进行。新娘不是从此常住夫家而是回门到娘家过着“缓落夫家”生活。回门：婚礼时，新郎与新娘不“拜堂”，不同房。婚礼后，回门有两种情况：其一，双方家庭距离较近，新娘即随同送亲人返回娘家。其二，不管双方家庭距离远近，送亲人要留住一夜，第二天返回。新娘则在夫家住十三天后才回门。在这期间，新婚夫妇不得同房，新娘由小姑陪宿，若无小姑，就与婆婆同宿。

新娘回门后，男家逢年过节，农忙期间，才由夫家母亲去接，没有母亲，则由姐妹去接。经多次来往，新夫妇才逐渐同房，称为“坐家”。

二、家庭

在苗族社会中，普遍实行以父系为中心的家庭。家庭成员以两代或三代同堂者多。一般是儿子结婚后，即与父母分开另建家庭，而父母多与小儿子居住，故三代同堂多在小儿子家中。在苗族家庭中，男性家长权力最大，男性享有家庭财产继承权。1949年以前，分家时，除留有一份供父母的“养老田”外，其余由各子继承，“养老田”由负责照料父母的儿子耕种。也有的“养老田”由兄弟轮流耕种，父母死后共同安葬，“养老田”由兄弟再次平分。女子则没有继承权，但在黔东南地区的一些苗族中，未出嫁的姑娘也可分得小部分田产，供其生活开支，称为“姑娘田”。由父母或同住兄弟掌管，待其出嫁后，便由娘家收回；也有的富裕人家让其终生享用，只是不得带至夫家，由照料父母的兄弟掌管这部分田产作为姑娘回娘家探亲的费用支出，直至姑娘死后方可收回。

苗族家庭中的亲属关系一般都较为亲密，直系亲属与旁系亲属只有轻微的亲疏之分。在家族的同辈成员中，不分直系旁系，均以姊妹兄弟相称；对父辈，均以叔伯父亲称呼；对祖父辈，皆以祖父、祖母称呼；对子侄、孙辈，一般是直呼其名。家族关系中又以姑舅关系最为密切，舅权较大。家中如有重大事件发生，必须与舅父商量；子女的婚事，要征求舅父意见；母亲亡故，要首先到舅家报丧。

苗族家庭的自然分工是男主外，女主内。凡家庭的一切涉外事务以及生产中的犁耙土地等由丈夫承担；家庭中一切大小事务，诸如养育子女、纺纱织布、饲养禽畜、挑水做饭、缝补浆洗、栽种薅锄等由妻子负责。分工明确，家庭中的重大事件，一般都由夫妻商定后做出决定。

苗族家庭讲求家规家教，尊老爱幼是最基本的要求。对待客人热情周到。家族之间有着较强的内聚力。大家互相关心、互相帮助。若相互间发生纠纷，小则批评劝解，大则请族中有威望者召集族人公议决断。

第五节　丧　葬

苗族丧葬形式，有岩洞葬、土葬、火葬、树葬等。

岩洞葬：即人死入棺后，把灵柩停放在天然的岩洞中。岩洞常常是一个家族、氏族的公共葬地。这种葬法主要流行于罗甸、惠水、长顺、三都、福泉、龙里、贵定、平塘、都匀、独山、平坝、紫云、望谟等县的部分苗族中。明万历重刻《贵州通志》载："死殡，置之山洞。"惠水县摆金、董上的藏尸洞，平坝县的棺材洞，都匀市石龙乡小冲寨的崖洞，长顺县交麻乡的天星洞等，是岩洞葬中比较大型的岩洞葬群。可辨认的灵柩在百具以上，多的达千余具，而且都是头东脚西方向陈列。这种古老的葬式现已绝迹。

土葬：很早就有，有木棺，也有石棺。葬式有顺葬和横葬两种。横葬是一种极古老的葬俗，头东脚西，过去主要流行于黔西北、黔北等地，黔东近年也发现这种葬式的遗址。现在还有部分人家采用这种葬式。采用这种独特的葬式是因为苗族祖先原先是由东方迁徙而来，这样好让亡灵"回"到故土与祖先亡灵相聚。

火葬：苗族将死亡分为正常死亡和非正常死亡两类。苗族一般视夭殇、凶死、产死、麻风病死、溺水死等为非正常死亡。黔东南部分苗族地区对非正常死亡者则不能进行木棺土葬，而必须实行火葬。火葬时，须趁天黑时将尸体抬到西方人迹罕至的地方火化。有的地方则将骨灰弃之于野；有的地方请鬼师杀牲向祖先祈祷后，也可用木匣盛骨灰就地安埋。有家族公墓的地方，非正常死亡的人一般不能进入家族墓地。现在，苗族丧葬普遍实行土葬。各地丧葬总的过程大体相似，但仍有一些差别。

送终：老人在弥留之际，家人要在火坑边或堂屋里铺上地铺，把老人移到地铺上。之后，老人的亲人必须时刻地守护在老人身边，老人落气时，儿女要拉着死者的手放声大哭，亲生儿子要在老人落气时用嘴对着老人的嘴吸气，谓之“接气”，落气后要烧落气纸，并鸣鞭炮或火药枪三响，向村人报丧。村人听到后，就会马上到死者家中去帮忙。

沐尸：病人落气后，将其尸体抬到堂屋中，用热水（或艾水）、白酒为死者洗身。死者是男的，由亲生儿子或侄子来洗；死者是女的，由亲生女儿或媳妇来洗。

整容：洗尸后，即为死者穿上寿衣、寿裤（裙）、寿鞋。男穿衣裤和女穿衣裙的件数均为单数。内衣为特制的无纽扣内衣，中间套上死者生前喜爱的衣服，用布带或麻线束腰。更衣完毕，趁尸体还有余温还未完全僵硬之时，要立即进行整容。死者的嘴巴和眼睛必须紧闭，双手握拳，拇指伸直，附在食指的第二关节上，手直贴身平放，切忌张嘴睁眼和叉脚舞手。让死者安详地躺在尸床上。若死者是老年人，他的上下两排牙齿整齐完好，必须用柴刀或榔头敲掉一颗门牙，并在口中放一粒银粒或银片。若是年轻人，则不敲。

在普定、织金、纳雍、大方等地，有送裹腿的习俗，即姑妈在世时，娘舅必须趁姑妈还能行动时就备裹腿“背”来让她亲眼看到“背”来的裹腿，裹腿布料为藏青或白棉布，长一丈二尺以上。姑妈去世后，开始祭奠当天，娘舅必须再次也是最后一次同时“背”姑妈裹腿来送姑妈，当众给其穿上。反之，姑妈也要“背”裹腿给娘舅。娘舅送姑妈裹腿，须杀鸡宰猪款待，死后要回谢娘舅一只牛后腿，且带牛尾巴，姑妈送娘舅亦杀猪款待，死后砍前半腿牛腿回谢。

停尸：死者停在堂屋里，若无堂屋，应停在侧间靠后的照壁前。至于停在什么位置，各地略有不同。有的地方，尸体脚朝大门停放在堂屋里的左右两侧；有的地方，尸体脚向左横放在香火的前面。停放死者的停尸床是用两根粗制的三脚高凳子，之间横放三块板子而成。在停尸床上，按近亲到远亲的先后顺序铺上亲友送来的兜单，然后将死者仰面平卧其上，并用钱纸作枕。在停尸床的外侧还放着临时做的一把长凳子，供吊丧的人站在上面唱哭丧歌用。死者的头侧的香火上还放着一盏日夜不灭的长明灯，是死者到阴间去的引路灯。停尸床下，靠近死者头部的一端放一只红公鸡，这是一只报晓的引路鸡；另一端放一只谷斗，谷斗里盛满谷子，插满香火。死者的亲生女儿或其他一个亲人站在长方凳上，拿着用米草心扎成的约有拇指粗细的草把，在死者的脸部和胸部的上方来回虚扫着，象征给死者赶蚊子。一个放下，另一个便接着拿起草把继续下去，人歇草把不歇。死者的亲生儿子或女婿则一刻不离地坐在香斗旁，随时添插香炷，让香火不断。

入殓：人殓要看天气冷热而定。天气凉爽，有的可七八天入殓；天气炎热，两三天即入殓。入殓前，在棺底放垫单或篾席，为了防止出殡时尸体晃动，尸体头部或身边可用钱纸稳。死者入棺，头脚要放平，不能让死者“看”到脚。盖棺后，女儿、媳妇须放声大哭，否则认为老人来世会变哑巴。若因天气炎热，为了防止尸水溢出，则先用松香或白蜡将棺材底缝隙密封。装棺时，除了银质器物之外，铜、铁及五谷均不能落入棺内。

悼念：人死之后，便派人四处通知亲友前来吊丧。吊丧的亲友前来，孝子要下跪迎接，吹笙手们即在院坝吹奏，以表示对死者的深切悼念。吊丧的亲友如果是死者的女儿，一般都得送重礼，即绸缎料子兜单一床，抬一头猪、几十斤酒、几十斤大米、几把香、几两钱纸，还要一对小鸡，去的成年男女几人到十几人。一般亲友，则去几个人，送十几斤米、十几斤酒、一点香烛纸钱，也有送祭幛的。送祭幛的，要由读幛者高声朗读祭文。吊丧客人到后，放下礼物，便由其中一人取自带来的香烛，点燃后，双手平握香炷下跪叩首，以表对死者的哀悼，而后把香炷插在香斗上。

开孝：即撕孝帕。开孝有家孝、礼孝、葬孝、普孝四种。开孝以经济条件而定，经济条件好的人家全开；经济条件一般的可只开家孝和礼孝。家孝即丧家及女婿包孝。礼孝，是发给往来悼念送礼者。葬孝是发给送祭幛或盖单的。普孝，即到场吊丧者都发给孝帕。

开路：即指引亡人去与祖先相聚。开路时，男死者用公鸡，女死者用母鸡。开路师头戴斗笠，身披毡子，肩扛宝剑，手抱鸡（有的装于鸡笼）站在死者身边念开路词，指引死者沿着祖先迁徙的路线回到祖先的原住地。开路时间，因迁徙路线远近和开路词的长短而有所不同。开路时，开路师还要将前来悼念死者的客人送来的礼物一一交代给死者，意思是将这些东西交给死者，带到阴间去用。

砍牛：老年人死后，贵州大多数苗族地区有为老人砍牛的习俗。因地区不同，砍牛不是所有老人死后都要砍。有的男砍女不砍；有的男女都砍。砍牛前，用三棵木棒削尖，钉成三角桩拴牛。所要砍的牛一般以叫声洪亮、牛角长的为好，一般用黄牛，水牛也可，但不用母牛。砍牛时辰各地亦不一样。有的在出丧前一天早上或半夜砍牛，有的在出丧的当天下午四五点钟，砍牛后即出丧。砍牛时，先由鬼师念砍牛经，将牛绳象征性地给死者牵后，拉牛逆时针围绕木桩转三圈，然后把牛拴在木桩上。砍牛用的杀牛刀，必须由砍牛的人自己磨利，磨好后，不让他人用手去试刀口，否则要另换一把。砍牛时，众人用木杠将牛的头撬抬起来，砍牛者把砍刀藏在身后，慢慢从牛的右侧移近头部，看准后，用刀砍中要害。牛被砍倒地后，再把两只角连头盖骨砍下挂丧家堂屋，用火烧煮待客。有的地方将牛的后脚送给舅爷，颈子送给女婿，腰部送给客人，丧家和亲族不能吃此牛肉。

在紫云苗族布依族自治县四大寨乡的部分苗族村寨存在着砍马的习俗。砍马是整个丧葬活动中最热闹的一环。下午三四点钟客来完后，鸣枪放炮，收拾门外桌子，由一名孝子扛着梭镖哭着把马牵到砍马场，孝女们手持谷穗哭着送行，其他人举祭幛随后，孝子把马拴在栽好的木桩上，然后祭马。此后，两名砍马人先后出动，向马颈使力砍去，马一倒地，亲堂孝子们就跑去踢马一脚，然后拼命往前跑，到家后向死者作揖叩首。

打老牛：俗称“打嘎”。嘎有热嘎冷嘎之分，热嘎即人死后按时杀牛办丧事；冷嘎是因种种原因当时没有杀牛的，后来由于经济条件稍微宽裕，再给其亡人杀牛打嘎。

出殡：出殡前，帮忙人站棺两侧。鬼师左手持大刀，右手拿白鸡（男用公鸡，女用母鸡），大声呼喊亡人不要留恋家里，尽快回到祖宗那里去。接着把鸡摔在棺木上，旁边人就上前抢去煮吃，若无人抢，孝子即跪着求情，众人抢去野外煮吃，丧家还须送一斤酒、一块肉。出殡时，要放鞭炮。由鬼师持刀走在前面“斩拦路鬼”，然后点上火把。撒钱纸，吹奏唢呐，举祭幛，孝子走在抬灵柩队伍之前，遇到难行路段，孝子下跪。若遇到水沟处，孝子要伏地让灵柩从身上跨过。一路上不能让灵柩着地。若不小心着地，要铲一点泥土带到坟地。到坟地时要把灵柩放在凳上。

把死者抬上山的同时，家中亲属即把死者的铺床稻草和所穿的脏衣服等物品，全部拿到村口用火烧掉。

安葬：安葬之地，一般由死者生前选定或死后由丧家找阴阳先生选定。挖安葬之地称为打井。打井前先由孝子挖三锄，其他人才挖。丧家用酒和牛下巴招待挖井人，井中及四角留有一洞，称“金窝银窝”，拿一只公鸡到井中走一周，称为“跳井鸡”，鸡出井众人即抬棺下井。孝子跪在坑前，头朝外，鬼师拿打井的第一块泥土站在井旁，唱道：“一不早二不迟，正是撒土时，一撒东方甲寅木，二撒南方丙丁火，三撒西方壬癸水，四撒北方庚辛金，五撒中央戊己土。前朱雀，后玄武，左青龙，右白虎……”孝子调头喊亡人三声，鬼师边唱边撒土，孝子反手提衣接土，然后背倒在灵柩上并扑向灵柩叫死者祈求发金发银发子发孙。众人随即垒土造坟。另外，一些地区在破土挖墓坑之前，必须先“买地”。买地需要的供品是：一碗糯米饭、一壶酒、三只杯子、一块猪肉、几钱银子、若干香烛、钱纸。鬼师和丧家亲属到山上之后，烧起一堆野火，把猪肉块放在火上烤熟（不能用锅煮），选定地方后，鬼师便把银子放在选定的地方的中心点上，周围放酒杯、糯米饭和烤猪肉，然后烧纸钱。鬼师口念巫词，手打竹卦，顺卦即表示买着了地。于是拿几粒饭，取一丁点烤肉放在地上，每只杯子滴下几滴酒在那放银子的地方，这叫做倒水饭。接着把烤猪肉分给众人吃了，收拾好地上的银子和杯盘碗盏，并在放银子的地方，挖取一块土块或一块草饼，把这块土块或草饼放在人迹罕至的地方暂时保存起来，直至安葬包坟时，才把买地时挖取的这块土块或草饼压在坟顶上。

复山：复山分两次。第一次是从安葬那天算起的第三天，死者亲人带上酒、肉、香、纸，到死者坟前，点上一堆篝火，摆好酒肉，然后焚香化纸。由一人面向墓门，呼唤死者：“××公（或太），你老人家起来烤火，暖暖手脚，好跟我们一起吃饭、喝酒。”喊毕，倒下水饭收拾杯盘，便烧燃一把香，每隔几十步或几百步插一支，一路插着回去。并且，在来回路上遇到迎面来的熟人，绝对不能打招呼。即使对方主动打招呼，也不能应声。第二次复山是在第一次复山的第二天早上。这次除了主人带足酒肉香烛外，嫁到邻村的女儿也都要带上酒肉香烛到墓前焚香化纸，倒下水饭，复山活动内容与第一次相同。

此外，从江县加鸠地区苗族有60年一次集体悼念死者的习俗。这种悼念活动内容是集体悼念本寨60年来死去的最有威望的长者和所有死去的人们。当地人死后，全村人前来帮助死者亲属上山，现砍棺木进行简单安葬，并把死者生前衣服及所喜爱的东西保留下来，留作悼念活动时用。到了60年一次的悼念活动这天，全村男女老少聚在一起，吹笙放炮，肃立默哀。接着由寨老在前扶着骑在马上的稻草模拟人走完村寨的每一个角落，众人跟在后面默默送行。走完村寨后，大家集中在村寨中间的空地上，芦笙奏起哀乐，寨老向众人介绍死者生前事迹，全村人向模拟人遗像鞠躬告别。告别仪式结束，各家各户举行悼念活动。家庭悼念由几个巫师主持，每家将保留的死者的衣物和悼念用的食物拿到悼念场地，按死者亡故的时间先后顺序排队。当巫师念到死者名字时，家属将衣物、食物交给巫师，告慰亡灵，直到将全村所有亡人悼念完为止。为了纪念死者，悼念活动结束后，通常要举行三四天的跳芦笙和踩歌堂活动。

黔东南雷山、丹寨等县的部分苗族地区，凡是老人在59和69等带九的年龄死去，必须实行二次葬。二次葬有两种形式，一种是将灵柩抬到山林深处搭棚放好，待来年入土安葬。另一种是安葬时，用竹篾绳拴住棺材，盖土时留出绳头，待来年抽掉绳头再盖土。

黔东南部分苗族地区，有忌戌、亥两日安葬死者的习俗。认为狗、猪两日安葬意味着埋猪葬狗，对死者是极大的不敬，而且还会受到世俗的指责。所以凡是在酉日死的，当天来不及上山安葬，就必须停过戌、亥两日，到第四天才能安葬。

第六节　生产习俗

苗族生产习俗主要有敬田、开秧门、闭秧门、祭棉、吃虫等。

苗族在每年插秧前，必须先敬田，后插秧，否则认为那年就会欠收。敬田有的地方各家自敬，有的地方有一块公认的田首先敬祭；前一种敬后即可插秧，后一种必须先等这块田插了秧后各家才能动手。苗族称之为“开秧门”。每年到了插秧的时候，这块田的主人选定一天由一两个人带着一只公鸡、香、纸、酒、饭、五根茅草和一根拇指粗的泡木树，一起到田里，到后，把泡木树和茅草插在田内，再以供品敬祭。在途中忌碰见人，否则不吉利。这样敬了田以后，他随时可插秧。等他动手一插，附近的田主才可以跟着敬自己的田，并开始插秧。在过去，如“秧头”尚未插秧，而有人提前插，发觉后被重罚，并把罚款买猪肉、香、纸、饭到秧门田去敬。

秧插完后，台江巫脚交还要举行敬秧节活动。敬秧节在农历五月栽完秧待秧包发蔸后的卯日进行，一般的是由家中男女取三颗谷子所长的嫩秧蔸三株回家，剥去秧心放在饭上，再连饭、肉、酒等洒一些在地上，烧香、纸敬供，预祝当年有好收成。

施秉县凉伞苗族待全寨水田插完秧后，大家聚集在活路头家的秧地田，帮活路头栽秧地田，并留一小处由活路头最后插完上坎，称“关秧门”。关了秧门，众人便打酒买肉或杀鸡，相互喜贺满栽满插，丰年有望。

从江加鸠苗族在种棉花时，凡半亩以上土地，都要先祭后种，祭品是一个熟蛋、酒、饭、两种树枝和四棵芭茅草，树枝要正在开花的，有指头大，以芭茅草捆住。犁土后，用树枝插在土中，然后播上三窝以上的棉种，并摆蛋、酒、饭供祭，待种完这块地，由主持人逐一先尝一点，再分给大家吃，说这样棉花才会好。

雷山县掌坳苗族每年种棉花时，由向“当皎”举行开头仪式。日期与当年浸稻种同一属相日，祭品是一条狗（大小均可）或一只鸡（中等以上的）。在早上或中午将祭品带到地边，先把那块地种完，然后杀狗或鸡，煮熟后供祭“告且高、务且给”，狗肉或鸡肉由种地的人一起吃。此后，需到下月间同一属相日，群众才能开种。

普定石板村苗族在插秧前有“吃虫”的习俗。这一活动由单户人家进行。时间选择在春节后初一至十五的其中一天，祭品是糯米粑，由一妇人带小孩来到自家田边，烧一堆火，把糯米粑烧熟后掐少许供祭，然后边吃边说：“我吃虫，我吃虫。”说“吃虫”以后稻谷不会有虫害。

另外，有黔西北地区，栽完秧待其快要扬花时，选择一固定地点举行跳花节活动，“苗家不跳花，谷子不扬花”，预祝五谷丰登。

第七节 节令风俗

苗族每年的节日很多，由于居住分散，有相同的节日，也有不同的节日。

一、苗年

苗年是苗族祭祀祖先和庆祝丰收的传统节日。清代中叶以前，贵州苗族各个地区都要过苗年，但过苗年没有统一的固定日期。如台江、剑河、榕江地区在十月；雷山在十月下旬至十一月上旬之间；威宁、松桃、铜仁等地区在十一月。现在，大多数苗族都过春节，只有剑河、台江、雷山、丹寨等地还过苗年，时间多在农历十月至十一月之间的卯日。务川、道真等地过的苗年，是在正月初三和初四。

过苗年，有大年和过小年之分。时间分别在夏历十月、十一月子、丑、卯、辰这些传统吉日，一般要举行三五天的娱乐活动，但在这些吉日当中，各寨又有所不同，如台江城郊地区是以十月第一个“丑”日为大年，不兴过小年。南宫、翁脚地区是以十月或十一月第一个“丑”日为大年的正日，第三个丑日为小年。革一地区在十一月半的“卯”日，老屯地区在十一月的第二个“辰”日过年，都无大小之分。施洞一带就已不过苗年而是过春节，与汉族无异。苗年与公历和农历两种历法的岁始岁终均无关系，历史上周朝与秦代历法相似均以十月为岁首，这说明远在古代，苗汉风俗就已互相影响。

过苗年的主要活动可分为节日祭祀、节日娱乐和走亲访友等。苗年前，凡是初出嫁的姑娘，都要接回娘家来共度佳节。家家户户酿制米酒，打年粑、磨豆腐、杀年猪、赶制新衣。

节日的下午（如同汉族的除夕夜），各个家庭都要迎接祖先英灵过节。供品通常是熟食，如猪头、心肝、腰子、公鸡和几尾鱼、三碗酒、一碗饭和糯米粑等。供品有的摆在神龛前，有的摆在火塘边。焚香化纸，往地上倾几滴酒，再掐些肉和饭撒在地上，表示请祖宗首先享用，然后撤回供品，全家进餐。这样的供祭仪式，表示后代对前代的祖宗创业的纪念和尊崇。传统观念，祖宗“嘎沙固浓”（ghab hsab ghet niongs）的灵魂每到节日，都要云集于子孙屋里，同子孙们一道欢聚饮宴。不仅这样，就在平时，祖宗英灵也在子孙屋里经常庇护子孙，因此，平时有好吃的，都要先掐食祭祖，苗语称“亮达”（liangb dab）。

敬祭过祖宗之后，再掐供品，拿到牛圈门前去敬牛，拿到田去敬田。劳动工具，如犁、耙、锄头、钉耙、镰刀、柴刀等等，都要敬周（主要是停止几天不用）。敬牛，即把酒淋在牛的鼻上，并喂一坨糯米饭和肉，表示对它一年来辛勤耕作的慰问与感谢。敬田，是由各户家长带供品和一小撮牛粪和三棵青草，到有代表性的田里去敬供，把牛粪撒于田中，表示对田土的报酬。并祝道："敬田五谷成熟，敬土棉花丰收"。这些敬祭，反映了苗族农民对农业丰收的企盼。敬祭结束，全家才团坐吃年饭，享受一年劳动果实和天伦之乐。

苗年是苗族最重要的节日之一，因此，集会也最热闹，在这年节的三五天当中，各个村寨都要举行跳芦笙、斗牛、赛马、游方等盛大的娱乐庆祝活动。

初一当天，老年人们都穿上新衣，到各户房族或寨邻去拜年，互祝节日愉快，人寿年丰，喝酒歌唱。有的村寨举行吹笙、打鼓、跳舞联欢。有的村寨放牛打架。这种活动，有的以一村一寨为单位进行；有的几个村寨联合举行，若属后者；情况更为热烈。每头斗牛，都是披红挂彩，若是打赢，牛主无比自豪，名传遐尔，人人羡慕。与此同时，有些未婚男子，借此佳节，到附近寨去找姑娘们游方，谈情说爱，并由姑娘们凑饭凑肉，加以招待，情上加情，尽情欢乐。有些人家则大办喜事，如立房盖屋、近亲嫁女等。建国以后，提倡体育运动，有些村寨青年还举行球赛，增添新时代欢乐气氛。

二、过春节（nongx niangx diel）

近代以来，大多数苗族地区都过春节，称为过"客家年"。过春节时，除准备丰富的食品外，还要杀鸡祭祖、"守岁"、开"财门"、敬"年神"、从初一到十五都要休息。

苗族过春节称"过客家年"。据老辈们说：苗家过客家年是20世纪40年代才兴的，尤以近50年才逐渐盛行。但一些居住边远，不与汉族杂处的村寨则不过春节。有的村寨虽过春节，但并不如过苗年隆重。过春节比较热闹的地区是城郊、施洞、革东、革一这些与汉族毗邻而居的村寨，他们向汉族学习一些春节仪式，贴对联、十五玩龙灯、耍狮子等等。春节期间，这些地区的苗族与汉人有交往的都兴互相拜年，互相请酒，民族友爱关系充分得到体现。

凡过客家年的村寨，各家照样祭祖，吃团圆饭，初一互相拜年，吹笙、打鼓、唱歌跳舞、斗牛、捕鸟、打猎，后生游方等，完全和过苗年一样，只是在热烈程度上稍差而已。苗族过春节虽然仿照汉族而来，可又不完全按照汉族风俗习惯来进行节日活动。有些规矩与禁忌，也不同于苗年。如年三十晚上，有的老人要用黄豆来测雨水。方法是：用一截稍比黄豆大的竹管，放进十二粒黄豆（代表十二个月）然后加水，到正月十五过小年时（即元宵节），再取出观察，第几粒黄豆泡胀，第几月的雨水就好，反之为干旱。届时要设法防患。大年初一清晨，要观察天色和听鸟叫，预测吉凶征兆。如哪边天的天色好，说明那个方向今年的收成好。喜鹊叫，宜于养鸡；乌鸦叫，宜于养鸭。吃饭时，还要占卜物价，其法用一坨糯米饭和一片猪肉同时丢在地下给狗吃，如狗先吃饭，说明今年粮食价高，应多种粮食；如狗先吃肉，说明今年肉价高，应多养猪。这是苗族农民从事农耕的反映。

春节期间，亦有忌讳，如妇女在大年初一二不能舂米、纺棉花、扫地。舂米，会把雨水吓跑；纺花，会把雨水车到别处去，造成干旱；扫地会把银宝扫除等。在此期间，要举行传统的娱乐活动。春节中的娱乐活动，各地不尽相同。松桃苗族春节期间的群众性娱乐活动称为“赶牛场”，主要内容有打秋千、舞狮子、玩龙灯、唱花灯等。

黔东南苗族地区一般举行跳芦笙、踩鼓、斗牛、赛马等活动；黔西北地区苗族一般举行“踩花山”活动；贵阳、惠水一带苗族举行“跳场”活动。

三、花山节

花山节是贵州西部部分地区苗族的重要节日。因地区差异各地叫法不一，有“踩花山”、“踩山节”、“跳花”、“跳场”等称呼。一般在农历正月初二至初七举行。水城南开一带在二月十五；威宁、赫章一带在五月初五和十月初一。节日那天，村寨一位有威望的长者将一根饰有红布和五彩线的“花杆”放在场中。主持人拿着红雨伞领唱花杆歌，参加者也在一旁应声高唱“团结歌”、“踩山歌”等。唱歌结束，男青年们随即吹着芦笙进入场内，女青年们也紧跟其后，共跳芦笙舞。节日期间，还要举行爬花杆比赛。

比赛时，于花杆顶端挂一葫芦酒壶，要求爬杆者爬到杆顶取下葫芦后，头朝下下杆，以速度最快者为胜。此外，还有对歌、射弩、赛马等活动。

四、捞鱼节（ait gab wangl nail）

捞鱼节是台江革一，大塘苗族独特的地方性节日。每到农历正月初一早晨，不管是细雨绵绵，还是冰天雪地，她们都要收拾打扮，携带鱼具，成群结队出发到有联姻关系的、互相约好了的小伙子们的寨子去过“捞鱼节”。“捞鱼节”是青年男女们谈情说爱，物色对象的聚会。他（她）们利用赶场相遇的机会，相互提出邀请，首先由男青年提出邀请，约女青年到他们寨子去过“捞鱼节”。女青年如果答应了，双方便商定时间，决定参加人数。大年初一到了，姑娘们便到男青年寨子去进行捞鱼，不管她们上哪丘田，田主都不得干涉和说是“偷鱼”。平日吝啬极顶、养鱼舍不得吃的田主人，这时却无限大方，任姑娘们捕捞。这时，小伙子们高兴极了，慢慢地走近和姑娘们混杂在一起，告诉她们那是谁家的田，鱼是多么的多，多么的大，指点姑娘们去捕捞。有时，他们把深水说成浅水、无鱼说成有鱼，诓姑娘们下田捕捞。姑娘们看破机密，不愿上当，青年们便把姑娘们手中的鱼具抢过来往深水田里扔去。这样，姑娘们不好再犟，只好走下又深又冷的水田里去捕捞，并和田边的小伙子们打逗取乐。

鱼捕捞得了，全由小伙子们烹调，姑娘们坐享其成。吃完夜饭后，小伙子和姑娘们便开始游方、对歌、尽情地欢乐。夜深了，后生的母亲们把姑娘们请到家去过夜休息。

第二天，后生和姑娘们又继续谈情说爱。午饭后，姑娘就要回家，小伙子们却故意拖延午饭。姑娘走时，他们送一程又一程，一路歌声一路情，难舍难分。痴情的姑娘们常常故意慢慢地走，拖延时间，然后借口天黑害怕，让小伙子们相送到家去。小伙子们当然求之不得，一直把姑娘们送到她们的寨子去。这样，姑娘们又凑菜凑饭，回报后生们的款待。他们和她们又继续游方对歌，有说不尽的快乐。这样，一双双的情侣和幸福家庭，就在“捞鱼节”中开始结成。

五、芦笙节

芦笙节亦称芦笙会，是苗族人民最为隆重的传统节日。以贵州凯里市舟溪芦笙会和黄平县谷陇芦笙会的规模最为盛大。舟溪芦笙会每年农历正月十六到二十日举行，凯里、丹寨、麻江、雷山等县市数万苗族群众都赶来参加。谷陇芦笙会于每年农历九月二十七日到二十九日举行。节日期间，周围数十里的苗族男女青年都穿着民族盛装前来参加。活动内容有斗牛、跳芦笙舞等。近几年来，芦笙会还增加了拔河、登山、篮球等现代体育项目。

在凯里市的旁海到凯棠一带，是几个大寨按传统日期顺次举行芦笙舞和斗牛活动，到七月再集中在旁海举行规模盛大的芦笙舞，称为“七月芦笙会”。届时，观者多达万余人。

六、敬桥节（tob jux）

“敬桥”是苗族一年中最热闹的节日，时间在农历的二月初二。到了“敬桥”这天，当地苗族不分男女老幼都穿上盛装前往“敬桥”。尤以儿童穿戴一新，胸前都挂个网袋，盛着若干个染色蛋，堪称为苗族的“儿童节”。在敬桥架桥饮宴中，若遇过往行人，首次前来踩桥，认为是吉祥之兆，桥主要留住就餐，热情款待，并以染色蛋和糯米饭相送。

“桥”分别安置在田头、水沟或行人道上，也有铺在路面的，方便过往行人行走、歇息，修阴积德以求人丁兴旺。这些桥不仅是水上交通设施，还是苗民心目中的有灵之物，过年过节必须祭之。苗乡民俗认为，人从神圣世界来到人间，统统是从“桥”上过来的。因此家家户户都有自己的“保命桥”。架设的桥有家庭为单位架的；氏族群众架的；整个村寨群众架设的公共桥等三种。“敬桥”以家庭为单位，各有专门的“桥”供祭祀，不能随意去乱敬某一座“桥”。“敬桥”必须先架“桥”，凡婚后不育、生女不生男或生男不生女的苗族妇女，可请巫师察看手纹，如确定需要架“桥”求子，便可架“桥”。“桥”的材料根据所架设的地点而定，有用杉树枋、木板、块石或木凳。架“桥”请鬼师主持，用一尺二寸布（黑白均可）、一元二角钱、五斤米、三尾鱼、三个鸭蛋或一只鸭作祭品。在举行仪式时，巫师口念“祝词”求神灵保佑，尽早给这家人送孩子来，并使这家儿女满堂等。“桥”架好并举行祭祀后，即结束“架桥”仪式。以后，每逢二月初二都要祭祀一次，在三年内如果生了孩子，即在生小孩后的第三年举行“圆桥”，以示报恩，之后连续敬祭。举行这一仪式时，祭品较架“桥”时使用的祭品贵重一些。如果“架桥”时用蛋，这时则用鸭，“架桥”时用鸭，这时则用一只小猪，以表报答之意。如果三年内没有生孩子的就仍继续“敬桥”到生孩子为止。

在敬祭时，祭品用粑粑三个、鱼三尾、猪肉、糯米饭一团，鸭蛋一个和米酒，其中鸭蛋是不可少的。蛋是小孩最喜欢的东西，用蛋作祭品可以将“阴孩”逗引到自己家中来。此外，还要烧香、烧纸，有的还剪许多纸娃娃，用竹签穿着，插手桥的四周，表示子孙成群。据传说“敬桥”这天，桥神发配很多“阴灵”投胎到世间，因此，“敬”桥、“架”桥都要做得热闹。

敬桥节这天，有的人家还要敬祭某些常绿大树、石头、水井等。原因由于小孩多灾、生病，经卜占应拜祭上述某一事物，才能得到保佑，使之长命富贵，易养成人。

敬桥期间有一些禁忌，妇女不能背孩子过桥走亲；孕妇或新娘不得在敬祭桥期间过往于他人的桥上，怕怀着的孩子投胎到别人家去。“敬桥”这一天，许多村寨都举行吹笙、踩鼓、放牛打架，极为热闹。游方的后生们则到能联姻的村寨去游方对歌，寻求情侣。

七、开秧门（qid jangs）

开秧门，苗语叫“气依”，即在插秧之前，要举行“开秧门”仪式。在大部分苗族地区，过去都有“秧头”。在开始插秧那天，“秧头”带上一只公鸡、香纸、酒糯米饭、五根茅草和一根六七尺长的、去皮、有五个杈的泡木树，于天刚亮时去到田里（沿途不准人见，否则不吉利），先把泡木树和茅草插在田中，再用供品敬祭。敬毕，扯秧插上三五窝即可回家。在方白一带，没有“秧头”，各家自己开秧门。由一长者走到田间，先插一束芭茅草，然后围绕芭茅草插九兜秧。

在台江城郊一带，开秧门这一天十分热闹，家家煮鱼、蒸糯米饭，青年男女还在游方活动，预祝插秧顺利和新谷丰收。

八、爬坡节（jit bok）

爬坡节是贵州黔东南一带苗族的传统集会节日。有三月坡节、四月八坡节、六月十九爬香炉山等。三月坡节，以雷山县望丰乡五岔路和黄平县白堡坡的集会规模最为盛大。参加集会的人数都在数万人以上。三月坡节在每年农历三月第一、二、三个午日举行，连续三次，每次一天，以第二次最为热闹。有跳芦笙、赛马、对歌等群众娱乐活动。

爬坡节，苗语称“纪波”，是苗族青年男女们一年一度特有的择偶恋爱的欢聚盛会。每当爬坡季节来临，青年男女们借赶集相遇机会，或由男方请求、或由女方邀请，决定某日在女方寨子某个地点举行爬坡。商定后，被邀请的男青年再通知附近村寨的青年们届时一起参加。爬坡那天，山坡上都要汇集数千人，坡上一圈圈、一丛丛的男女青年游方唱歌、吹笙、踩鼓，他们以此为媒介寻友觅伴追求知音。东道主的女郎们，准备丰盛的鱼肉和糯米饭，带上山去，一边款待后生们，一边互相对歌。在这当中，青年男女们互相物色对象，结成情侣。有些老妈妈们也出头露面帮助自己的女儿物色对象。到了夕阳西下，姑娘们邀请后生到寨里去继续谈情说爱，并再次设宴款待，情投意合的即交换信物定婚。到了夜深，在女方寨子有亲友的，就到亲友家去投宿，没亲友的就由姑娘的母亲们分别请到家去过夜。天快亮时，后生们起身回程，姑娘们将糯米饭送给意中人，并陪着送到半路，然后依依惜别。

九、姊妹节（nongx gad liangl）

“姊妹节”也称“吃姊妹饭节”，是贵州清水江中游沿岸苗族独有的传统节日。有的在农历的二月十五日过，有的地区在三月十五日过。“姊妹节”以台江县施洞最为隆重。关于这个节日的起源，还有个美丽的传说。相传在很久以前，苗山里有对青年男女，男的叫金丹，女的叫阿姣，两人自幼青梅竹马深深相爱。不料阿姣的父母仍依“还娘头”的古规，硬逼阿姣嫁回舅家做儿媳。她到了舅家不吃不喝，哭闹着要回来嫁给金丹；金丹也不愿娶别人，一直等待阿姣。两人虽天各一方，爱情却像火焰般在他俩心中燃烧。几年之后，阿姣终于摆脱了这桩婚事，在一个桃李花开、春意盎然的日子里，她来到山上会见了心爱的金丹。两人依偎着商定举办婚事。这个消息传到村寨青年男女们的耳里，大家都为这对情人纯洁坚贞的爱情所感动，为阿姣勇于打破古规、男女自由成亲而高兴，年轻人们纷纷用篮子盛着五彩的“情人饭”带上山去为他们庆贺。从此，青年男女便以金丹、阿姣成婚的季节汇聚在一起过“吃姊妹饭节”。

姑娘们为追求自由美满的婚姻，在节前即相邀下田捕鱼、捞虾，备办酒菜佳肴，并蒸煮五彩糯米饭。届时上山去招待外村到本寨来找她们“游方”的后生，姊妹饭节在台江县境内广为流行，但以施洞一带的民族特色为浓厚，已名扬四方。施洞偏寨每年在农历三月十五日过节这一天，附近各寨的苗家姑娘都要精心打扮，男青年也穿着整洁，不约而同地汇集在偏寨，按照各自的兴趣，踩鼓、跳笙，或观看斗牛、赛马。尤其是鼓堂上人山人海鼓笙喧天，洋溢着节日欢乐的气氛。

过节的前一两天，那些出嫁了的姑娘们也陆续赶回娘家与未婚姐妹们共度佳节。全村全寨每家每户都要打扫卫生，并准备好节日所需的“五色糯米饭”和酒肉蔬菜。节日这天，外寨的男青年都要前来走访，向姑娘们表示祝贺。姑娘们则带上准备好的“五彩糯米饭”聚在一起会餐。晚饭后，姑娘们带着酒肉饭菜，到“游方”坪上招待来访的男青年，以示欢迎和感谢。夜晚，姑娘、小伙们对歌传情，加深友谊，合意者即可自订终身。节日期间每家姑娘除招待新爱的意中人外，凡是上门来的后生，不管相识与否，都要热情招待，这样才算明理。姑娘的父母也感到高兴，认为后生们瞧得起自家的女儿，因而准备特别多的酒菜和糯米饭，供女儿招待客人。所有后生不论到哪个姑娘家去都要装得可怜稀稀的，说着相同的口禅“送一坨‘嘎郎’吃，避免蚊虫叮咬!”这并非是用语疏离特别，而是确有缘由的。其意是为得姑娘奉送的糯米饭，免遭其他姑娘的耻笑。

各项活动中，最引人注目的要算踩鼓。当鼓声一响，姑娘们便鱼贯入场，围成圆圈，随着鼓点的节拍翩翩起舞，姑娘们头上的银花、银冠在阳光下闪闪发光，身上的服饰银彩耀眼，整个广场犹如一片银的海洋。热闹的鼓场，给姑娘们提供了相互比赛舞姿、品貌、打扮、心灵手巧的条件，同时也是男女青年物色配偶的机会。边踩边舞的姑娘不时把含情的目光投向她意中踩鼓的小伙子。敏感的小伙子受到钟情姑娘眼神的鼓舞，鼓踩得越发起劲；同时，激昂的鼓点使大家舞得更加热烈。

太阳偏西时，姑娘们各自把家里带来的美酒佳肴和五彩糯米饭，集中到院坝里，摆上长条桌，盛情款待在踩鼓场上心目中选定的青年后生。酒饭过后，姑娘们摆好板凳，男女分别坐定，摆开歌阵对歌。男女以歌传情，相互倾吐爱慕之意。姑娘们开始往往要用苗族古歌盘问男方，有的小伙子被问得瞠目结舌；姑娘们时而用幽默风趣的自编歌进行善意指责，时而通过丰富的联想和生动的比喻抒发真情实感。

次晨，后生们起身返家时，姑娘们用新竹篮或新帕子盛着五彩糯米饭馈赠后生（有单独用花帕包一包五彩糯米饭背着人给心上人带回家去的；有未婚青年集体对唱情歌后，几个女友用竹篮盛着五彩糯饭当众送的，并非想像中的一见钟情、一唱就得的容易事。所谓“情人饭”，就是说没有交情，再是唱得好，也是难以得到姑娘馈赠的五彩糯米饭）。姑娘们在饭篮或帕色里总要藏些东西（即信物）来表示情感。藏松叶暗示后生以后须回赠姑娘绣花针或花线；筐边挂竹钩或两个竹钩相钩着的，意味着双方心连心，终身相伴不分离；筐边挂只活鸭，则希望后生们来年赠送一头猪来宰给大家再度联欢，若在饭里藏的是椿芽菜，则表示可以结亲；若在饭里藏有蒜或树杈，则表示与之断交。小伙们不论得到藏有何物的饭，都会表示感谢，绝不生气，不能成亲的仍是好朋友。总之，苗族人民把这种“五彩姊妹饭”称为多情的“信物”。能通过这种寄托情思的暗示，多数有情人就是在这种社交中组成幸福的家庭。

十、种棉节

种棉节是贵州都柳江沿岸苗族每年三四月间欢度的传统节日。清明过后不久，苗族聚居的每个自然村寨，几户人家一起带上腊肉、香肠和五彩糯米饭，挖松一片土质肥沃、向阳通风的轮耕土地以备种植棉花。四月初的卯日或辰日，各家邀请家族亲友，挑着用肥料拌好的棉种，带着丰盛的酒肉饭菜及炊具，前往种棉地点。来到棉地后，青年人挖土点种棉花。点种之前，请一位长者手抱大红公鸡，领着一对披红挂彩的童男童女“花神”，登上用蛋壳、布条、彩纸装饰的“神坛”中央，摆上美酒和五彩糯米饭祭献“花神”。祭毕，“花神”先点种三窝后，众人才开始播种。播种完毕，每人用手捧水洒在棉地上，以示灌溉。然后大家就地用餐。席间，老人们高唱《种棉歌》、《四季歌》等，祈求“花神”保佑丰收。青年们吃好饭后则上山“游方”。

十一、四月八

“四月八”是贵州苗族人民的传统节日，但各地的意义不同。贵阳等地，是纪念为民族利益而在今贵阳喷水池一带战死的先辈英雄古波扬鲁和祝狄弄。据说苗族古代首领古波扬鲁和祝狄弄率领苗族群众同统治阶级进行英勇的反抗斗争，在今贵阳喷水池附近英勇牺牲，牺牲那天正好是农历四月初八。以后，这一带的苗族人民为了纪念英雄，就将四月八这天定为自己的节日。“四月八”这天，贵阳邻近的惠水、龙里、开阳、修文、清镇等地的苗族，各家各户都要将蒸煮的糯米饭染成黄、绿、紫三种颜色，做成乌米饭送给来过四月八的亲朋好友；青年男女则背着乌米饭，携带笛子和芦笙，成群结队地汇集到贵阳喷水池附近举行纪念活动。在铜仁、松桃一带，“四月八”这个节日原是与农业生产有关的“牛王节”，后因湘西某年有位苗族起义首领亚宜在这天牺牲，于是就逐渐演变成纪念这一英雄的节日了。节日规模也很大，活动内容有传统的接龙舞、龙灯舞、花灯舞、狮子舞、鼓舞以及上刀梯、摔跤、打秋千等节目。黄平苗族的“四月八”，则是为纪念祖先开拓飞云洞名胜。据文献记载，飞云洞建于明朝正德初年，最早由苗族潘姓开拓。每年四月八这天，附近几十里的苗族都要来这里游乐一天，以示纪念。紫云苗族的“四月八”，传说与贵阳相同，实际内容却是“牛王节”。道真、务川一带苗族的“四月八”，则与佛教影响有关。

十二、龙船节

龙船节是贵州黔东南清水江中游一带和松桃等地苗族的传统节日。以黔东南台江苗族的龙船节规模最大，最具特色。每年农历五月二十四日从施秉县的平寨开始经龙塘、榕山到台江县的施洞口结束，历时四五天。

苗族龙舟节源于纪念古代有位英雄杀死恶龙为民除害的传说，沿袭至今。苗族龙舟身长七丈、宽三尺，以三根形直完整的杉木刳成槽形，并排捆扎成三合一母子船。中间一只身长七丈称母船；两侧每只各长五丈，称子船。龙头和龙颈用一根七尺长的水曲柳木雕塑而成，上涂金、银粉及红、绿、白各色彩色的鳞片，熠熠闪光，双目炯炯有神，龙首翘然向天，庄严威武。龙角上形为牛角，写有“风调雨顺，国泰民安”。龙舟上的人员有鼓头、锣手、水手三部分。鼓头身着长衫，外罩镶黑边的红缎或青缎的背心，眼戴墨镜，头戴宽边麦草帽，颈戴银质龙项圈；手提一面皮鼓，坐龙颈处，面向水手，竞赛中用鼓点节奏指挥龙舟行进。鼓头既是龙舟上的主角，又是龙舟赛的组织者，由全寨民主选出有威望、受尊敬的长者担任。锣手由一个男扮女装的男童充当，他头套银围，颈戴项圈，腰系缀有银泡花的彩带，衣着华丽，坐于龙颈和龙舟连接处，面向鼓头，伴和着鼓点敲击铜锣。水手为38名慓悍的男青年，内中一名立于龙颈上撑篙；一名放铳助威；五名立于母船船尾撑篙；由最末一名把舵；其余水手各持五尺长桨，分列两侧。他们身穿清一色紫青色土布对襟短衫布裤，腰扎银扣腰带，头戴绣边马尾斗笠，笠沿插着三片银羽。

农历五月二十五日这天，群龙云集施洞塘龙，沿河两岸万头攒动，人声鼎沸。各村寨的鼓头亲友都纷纷赶到清水江边，燃放鞭炮，唱歌接龙，并为龙头挂彩绸，送鸡、鸭、鹅、猪、羊等礼物，预祝赛舟夺魁。龙头上彩绸和礼物越多，则越显示鼓头受人敬重。

当铁铳发出竞赛号令时，江面上一只只装饰华丽的龙舟在碧波中相互角逐，锣鼓喧天，桨起桨落，银浪飞溅，舟似箭发，千万观众欢呼擂动。

与此同时，岸边斗牛场上对对牯牛拼角，围观者欢呼雀跃。赛马道上骏马飞奔，卷起漫天尘雾，成群结队的姑娘，头戴银冠，身着银衣，围成圆圈在踩鼓堂翩翩起舞，十分引人注目。游方场内情歌荡漾，飞歌迭起，另有一番情趣。赛舟结束时，只只龙舟彩旗飘扬，满载着礼品缓缓返航，岸上的人们则和船上的亲友挥手告别。龙舟上的挠手们则放开情怀，向人们高唱着节日即将过去，让我们来年再相会的歌子：“苗岭山青青，沐浴着阳光。清水江流水，翻腾着金浪；龙舟佳节啊；过得真舒畅。禾苗点头笑，翠柳把手招，龙舟节过后，应该把心收，种田得丰收，年年都欢笑”。

十三、敬秧节（nongx mol ghab yib）

敬秧节，苗语称“鲁莫戛依”，一般在农历五月栽完秧后的卯日举行。主要是庆祝插秧胜利完成和预祝秋天丰收。这个节日仅部分地区过。台江县的翁脚交和南刀一带寨子，在卯日那天，先到田里取三株嫩秧芯回家，与糯米饭一道蒸，然后与肉、酒一起摆在神龛下或地下，烧香纸而祭祀，预祝秋天好收成。

节日当天，青年男女佩戴齐全，打扮一新，有的去游方，有的跳芦笙、踩鼓，中、老年人放牛打架，小孩尽情欢乐。

十四、吃新节（nongx mol）

吃新节是贵州苗族较普遍的节日。由于居住分散，各地新粮成熟迟早不同，故过节时间很不一致。一般是在农历六至八月的卯日、午日或辰日举行，或在秋收之前，或在秋收之后。前者为预祝丰收，后者表示庆祝丰收。其活动形式，各地不一。活动时间较长的是黔东南地区。每年农历六月第一个卯日，各个苗寨普遍过“吃新节”。过此节日，意在预祝丰收。也体现了苗族是最早由渔猎进入农耕社会的民族，以农耕为本，尚农崇农。每当六月到来时，瓜、豆、包谷挂果，水稻抽穗，鱼苗长，一年作物大局将定，苗族即祭祀谷神及先祖。临近节日期间，各家各户都忙着包粽粑、酿米酒、开田捉鱼，准备过节。已出嫁的姑娘，此时也挑抬礼物，回门省亲，参加过节，共叙天伦。过节当天，各户家长到田里去摘下三棵秧包，拿回家来，取秧芯与饭同蒸，象征新米饭。秧叶挂于神龛上或中柱、火炕上的炕架，然后杀鸡杀鸭、煮鱼、备酒，连同象征性的新米饭，摆于神龛前或地下，祭祀祖宗，预告丰收，接着全家围着过节，共享佳肴。

节日当天，各寨根据各自条件，举行种种活动，如踩鼓、吹笙、赛马、斗牛、斗鸟、赛球等等，处处唱着节日歌："四五月间插秧忙/六月秧苗已封行/秧苗青青已孕包/'鲁莫'踩鼓喜洋洋/啊依哟/指望秋收谷满仓"。

台江排羊、台盘、革一及城郊各寨青年男女还举行"爬坡"，有的相约赶场，乘机进行游方和谈情说爱活动。有些后生，花上十天半月，跑到很远的地方去游方，直到秋收来临，才尽兴转回家来。

十五、稿午苗寨踩鼓节（nongx niangx gangb gil）

农历七月第一卯日，是稿午寨一年一度的踩鼓节，当地苗语称"馕仰刚格"，直译为"过干旱年节"。实际是"求雨节"。

这一节日共举行三次，即自七月头卯开始，连续两卯都要过节。每次过节均连续三天，活动有踩鼓、斗牛、赛马等。邻近剑河、三穗、镇远群众都来观看，人数有时多达数万人。

节日前的十天，即六月最后一个卯日，有个序幕活动，苗语称"起略"，意即"起鼓"。在起鼓祭祀仪式时，要在河滩上跳几下水舞，以示骚扰水龙不得安宁而给人们施雨保苗。起鼓这天的清晨，寨上十三四岁的男孩组织起来，挨家挨户地凑酒，于当天下午，由寨上一名德高望重的寨老，带领寨上所有的男人，到寨脚风雨桥下小河滩上举行"起鼓"仪式。其程序是：先把公鸭宰了，将血淋于沙滩，然后将鸭煮熟，用整鸭、三碗米酒、一碗糯米饭、香纸若干等祭物，陈列于河滩，庄严地举行"起鼓"仪式。寨老念祭词："天爷啊，请你睁眼/你在天上看得远/地上溪河水已断/田间谷物扒奄奄/塘里鱼儿翻白肚/牛羊上山无草咽/民养鸭群变鸡群/人间饮水水无源/生活苦甜全在天/天爷啊，万望施恩给人间！"寨老念毕，烧香焚纸，捏祭物于烧香处，以示敬天祭龙。

“起鼓”仪式完毕，所有参加仪式的人就地享用祭品，开怀饮酒。因沿用古礼，都是用碗轮流饮酒，酒量小的几下就醉，酒量大的互相劝或灌，直至醉倒方休，善歌者乘着酒兴，高唱飞歌；善舞者，随着“嘎咚！嘎咚！”的鼓点在浅水滩上翩翩起舞；善打水战者，不顾衣裤浸湿，跳下河中舀水对战，整个场面顿时沸腾起来。

打水战是“起鼓”的主要活动项目之一。传说在“起鼓”仪式上，要在河滩上欢乐跳几下舞，并在河中打水战，搅得水龙坐卧不安，直遍翻身，惊动天上，才会下雨。因此，打水战特别激烈。参加者不分敌我（同寨青年男女忌讳开战），见人就舀水，乱成一团。每个人只有一个心愿，战败对手，赢得胜利。败者退往田坎，胜者直追，败者转身抓起田里的稀泥，居高临下进行还击，于是一场泥战接着开始，泥战和水战一样不分敌我，见人就掷，一直战斗到兴尽才算停止，“起鼓”仪式活动才告结束。

临散时，大家依依不舍地唱道“今天初相会/战罢暂分散/抓紧去抗旱/丰收明年见”。

“起鼓”结束后的十三天（农历七月的第一个卯日），便是正式的踩鼓节。节日前一天（即寅日）的傍晚，每户都杀鸡、买肉、捉田鱼等作祭祀祖宗。祭祀毕，一家老少便热热闹闹的享用美酒佳肴，慢话农事，直至深夜才散席。

卯日为正式踩鼓节，这天午后，苗族男女青年身着节日盛装，撑着素雅别致的阳伞，欢笑地赶踩鼓节。人们成群结队地从四面八方赶来观光，一会工夫，稿午寨的传统踩鼓场上，有二三万人左右的人群，这里一簇，那里一片，一层层、一圈圈，如同花环。在这庞大场面，最引人注目的是数百个身着银装的苗家姑娘，在踩鼓场内围成圆圈，面对木鼓，兴致勃勃地踩着鼓点节奏，纵情地跳呀，唱呀……整个场面，鼓声声，笙呜呜，歌飞扬，舞慢慢。此时此刻，人们犹如置身于一个歌舞世界。出众的舞蹈后生，舞姿婆娑的少女，总是大家注目的对象。各人为要交上称心的朋友，必须在舞场上大显身手，以博得姑娘的青睐或唤取小伙的欢心。人们在这舞场里，直跳到星转斗移、银河落地，带着余兴才慢慢散去。

十六、过秀节（nongx hxud）

台江番召、麻栗、翁脚一带的苗族人民，在每年农历七月的头一个丑日隆重集会，欢度一年一度的传统“过秀节”。“过秀节”与其他地方的“吃新节”相似，但吃新节在农历六月第一个卯日，日期不同。

过秀节这天，人们带着丰盛的食物，牵着精心饲养的水牯牛，青年后生们扛着大芦笙，姑娘们盛装打扮，成群结队地云集在覃膏堡的寨脚下开展斗牛、跳芦笙等项活动。斗牛场周围，围观者上万人，只见一条条威风凛凛的水牯牛在鞭炮声中相继被牵入斗牛场。有的牛脊背上架起“双龙戏珠”字样的精细漆雕架，架子四周插满彩旗和锦鸡毛；有的牛角裹着晶亮的铁片，牛头拴着护头草团；有的从脊背到尾根两侧系着彩带和响铃。有些还为牛挂上红绸带、礼花、鸡鸭和捏成锅盖样沉甸甸的糯米粑。斗牛开始，一般先牵“抵牛”进场，然后把“碰牛”牵入。两牛接近，相互瞪眼怒视。这时，抵方牛主立刻拉开穿在牛鼻上的牛鼻绳，碰方牛主马上拍打牛屁股，“呕呕”助威，催牛格斗。霎时碰牛四蹄腾空，猛地冲向对方；抵牛则把头一埋迎战。两对牛角相碰，发出“咚”一声巨响。时而此进彼退，时而彼进此退，越斗越勇。围观的群众一片欢腾，并发出“呕呕”的吼声为牛助威。当一牛不支逃窜，一牛乘胜直追时，一些勇敢的后生毫不畏惧地用怀口粗的绳索套住胜牛后腿，将其拉开。

斗牛结束后，后生们立即吹响芦笙，身着节日盛装的姑娘们鱼贯进入芦笙堂。他们头上别着银梳子、银别针和彩花，头戴银冠，银冠上银角高耸，银雀尾飘曳；颈上挂着银项圈和银链子，耳上缀着银耳环；手腕上戴着银手镯；绣花衣上也缀满银方牌和银铃铛，在阳光下直晃眼。她们踏着优美的芦笙旋律翩翩起舞。随后，男女老少围成一个大圆圈，边跳边喝酒，尽情欢乐。舞场旁和路边草坪上，还有三五结群的人们席地而坐，品尝着彼此带来的米酒、糯米饭、鸡鸭肉。若有过往行人，无论相识与否，人们都会亲热地敬上一碗米酒，捏一坨糯米饭塞进客人手里。如果外来宾客不嫌弃，入座后要美酒三碗，酒醉肉饱才准离开。

这种不分亲疏地同欢共饮，是苗族人民的传统习俗。入夜，苗家寨边的“游方”场上又响起了嘹亮的飞歌和情意缠绵的“游方”曲。“过秀节”的白昼黑夜，人们始终沉浸在欢乐的气氛之中。

十七、交包苗寨吃信节（hek hxenk）

台江交包寨每年农历六月第一个“戌日”，苗语称“号新”，即“过信节”。因这一节日来源于欢迎出嫁姑娘回门过节，苗语又称为“仰多”，即“姑妈节”。

这个节日有个美丽而富有人情味的传说。从前，交包寨也和各寨子一样，每年农历六月头卯日过“吃新节”。因交包寨这一带的苗族氏族，由于人口稀少，血缘太近，不便通婚，就到现今榕江县的黎岛、排对一带与另一个苗族的氏族开亲。每当姑娘们出嫁，父母哥弟们总是依依不舍地嘱咐：每年“吃新节”到来时，希望她们一定要回来团聚，唱歌跳舞，同享家乡节日的欢乐。按照当地苗族的习俗，每年农历六月的第一个“卯”日过“卯节”，农历七月中旬的卯日为过第二次“吃新节”（过第二次节日的村寨谷子已熟登，有的称为“敬新谷节”，苗语称“拔莫给喜”即 bal mol gad hvib）。

有一年过第二个“吃新节”的时候，出嫁到黎岛、排对的姑娘们由于路途遥远，一时赶不到和父母兄弟团聚过节，直到“戍”日她们才赶到交包寨。但节日已过了七天时间，姑娘们很难过，各家父母兄弟和整个寨上的人觉得很抱歉，就在姑娘们赶到“戍”日的这天，重新过一次节，重新吹笙跳舞，放牛打架，让远道回门的姑娘们尽情地欢乐。为了使出嫁的姑娘们以后不再失望，交包寨把在六月头卯过的“吃新节”，改在“戍”日来过，并把节日名称改为“号新”即“吃信节”，沿续至今。

“吃信节”活动，各家各户摆上米酒和丰盛的饭菜祭祖，预祝丰收。并要置办酒席，邀约亲朋好友，前来欢聚共度佳节。景况最为热烈的是“吃信节”这天，来自榕江、雷山、剑河等县的苗、汉、侗、布依、壮等民族的男女老少欢天喜地，身着节日盛装，一群群、一队队云集于翁项河畔、百戛雅山脚，人山人海，熙来壤往，摩肩接踵，欢呼雀跃，沉浸在一片欢乐的海洋里。有跳芦笙的，有看斗牛的，有举行球赛的，也有玩斗鸟雀的。青年男女则聚集在树林溪边，纵情对歌倾吐爱慕之情，使节日欢乐气氛更加浓烈。

十八、鼓社节

苗语称“馕姜略”（nongx jangd niel），旧称“吃牯藏”。

鼓社节是以“姜略”血缘氏族为单位（“姜”是一个“社”或一个“盟”之意。“姜略”即一个“鼓社”或一个“鼓盟”），共同祭祀祖宗的宗教节日大典。旨在不忘祖宗当年创业的艰辛，不忘祖宗的遗言训教，希冀祖宗显灵，赋予后代人畜兴旺，生活幸福美满。

鼓社节历史渊源久远，是由原始图腾信仰和万物有灵的宗教意识发展而来的。并且几乎遍及苗族所在地区，在苗族文化史上占有十分重要的一页。但无论什么时候、什么地区的鼓社节，都与祖宗崇拜有着十分紧密的关系。自古代起，苗族每个氏族各立一鼓，以为民族始祖——蝴蝶妈妈（女性始祖）和男性始祖姜央和本氏族历代过世祖先灵魂安息之所。从此，此鼓便成为氏族的标志，祖宗的象征、宗教的符号，成为苗族人民自然形成的一个向心力、精神的支柱，联系人们心灵的纽带。

苗族鼓社节，每隔十二年举办一次，这是按照地支和十二生肖的循环顺序规定的。每届鼓社节要连续举办四年的仪式活动，祭祀牺牲品主要为水牯牛。苗族把牛当成最隆重的牺牲敬献给祖宗，目的是祈求祖宗神灵护佑，使鼓社子孙繁衍，富贵吉祥。圆鼓（即节日结束）年宰猪祭之。鼓社节的习俗沿袭至今。

以下按年月时间顺序叙述举办四年鼓社节的仪式活动情况。

第一年（子年）：这一年的活动有迎龙谢土，选举鼓主，买祭牛，迎接子孙鼓，唤醒始祖鼓，砍鼓树等。

（1）迎龙谢土　迎龙苗语称“杨良达”，时间为子年农历二月初二。苗族传统观念认为，在本鼓社（寨子）所属地界内有地龙和地神，庇护鼓社（寨子）平安，因而鼓社节时，要请它们前来和祖宗一起受祭，以示感谢。

在这之前，鼓社组织集资一头四五十斤重的猪、一只白公鸡、五尾田鱼、数十斤米酒、纸人若干作为祭品，二月初二，各户先举行家祭，祭祀自家祖宗。接着准备熟鸡一只、熟鱼三尾、米酒一斤、粑粑一个、纸人若干，带到迎龙场所，作为参加公祭食用。与此同时，指派年青人拿着纸人，吹着芦笙，到本寨子地界内各处去呼唤：“祭鼓节到了，请地龙、地神都来参加共同欢乐！”并在各处山坳路口遍插纸人，以示迎接（非本氏族地界，不能乱越界呼唤和插纸人，否则引起纠纷）。最后集中由迎龙谢土祭师主持。执事人员把鼓社集体准备的猪、鸡、鱼等杀死煮熟，分成十二股，然后祭师虔诚地致迎接地龙、地神祭词，并背诵族史。先叙述祖先原居住东方，祖先因何才迁徙到西方来，接着背诵祖宗世系名字，如谁生谁，谁迁到哪里又生谁等。

接着是鼓社将上述的祭品细分成若干股份，散给鼓社内各户带回去作家祭。据说，这样就会得到地龙、地神赐给福运。

仪式结束后，各户除留足作家祭的祭品外，大家又将食品凑在一起，在迎龙场上会餐，共同欢乐，兴尽才散。

(2) 选举鼓主　苗语称“候嘎略”，选举鼓主通过召开鼓社大会来进行。

鼓主共有九位，前五位是主要鼓主，后四位是次要鼓主。五位主要鼓主要根据一定的条件选举产生，四位次要鼓主只要有人提名，无人反对，便可认可。选举五位主要鼓主一般根据五个条件：第一家道殷实。因为当上鼓主后，不仅第一鼓主应酬大，其他四位鼓主也要增添一些接待，没有家底，承受不起。第二要“昌盛”，即妻子儿女必须齐全。第三要“精明”。因为当上鼓主后，要为节日做很多事，不精明就不能胜任。第四要“正直”。凡是鼓主为人一定要正直，不允许有偏心和私心。第五要“友爱”。凡是鼓主必须具有友爱情怀，才能使民族团结和睦。另外，对第一鼓主还有如下条件，即他的父辈或祖辈在上届祭鼓节以后才过世，没受祭祀过的祖灵。

九个鼓主各有名称、地位和职务，分别叙述如下：

第一鼓主，苗语称“嘎绍”(ghab sod)，即最大的头，意为“祖宗鼓主”。在整个鼓社节过程中，他是民族始祖及列祖列宗的象征，地位至尊神圣。他当选之后，严守禁忌，不苟言笑，吃饭穿衣全由第二鼓主服侍，处处显示祖宗的庄严。当他当选后，全鼓社群众吹笙到他家去祝贺，并杀鸡看眼睛。若鸡眼双睁或双闭，均象征吉兆，证明祖先中意。当第一鼓主虽然荣耀，但有些人却不愿当，怕应酬大，禁忌太多，有些仪式反映（象征性）原始社会两性生活感到不便，因此，不愿意当。

第二鼓主，苗语称“嘎雄”(ghadb xongt)，即“族长鼓主”

之意，是协助鼓主的副手。他的职责是服侍第一鼓主，表示全体成员对祖宗竭尽孝道。举行仪式时，他要为第一鼓主穿礼服，把礼服披在第一鼓主身上，并扣上第一颗扣子，然后第一鼓主自己才扣好穿好。吃饭时，他要端碗先刨第一口给第一鼓主吃，然后第一鼓主才自己吃。喝酒时，他要先端碗请第一鼓主喝第一口，然后第一鼓主才自己喝。举行仪式时，还要为第一鼓主打伞。

第三鼓主，苗语称“嘎佬”（ghab hlod），即“子孙鼓主”之意。其任务是服侍第二鼓主。服侍情况与第二鼓主服侍第一鼓主相同，表示晚辈侍奉长辈。另外，在一些仪式中，他负责念“祭祖词”，表示子孙世系永志不忘。

第四鼓主，苗语称“顶往”（dinx wangx），即“帝王鼓主”之意。在古代，这位鼓主可能为掌握军事，保卫氏族安全的头头。

第五教主，苗语称“顶宝”（dinx bod），意为“顶宝教主”，在古代，这位鼓主可能掌管氏族财物。

另外，下面是四个次要鼓主：

第一个苗语称“待尤勇”（daib yus liux），意为“姑爹鼓主”。这一鼓主系族外姻亲鼓主，一般由第一鼓主请其姐妹夫来担任。在许多仪式活动中，代表姻亲参加活动。

第二个苗语称“嘎耶”（ghab vib），即“司乐鼓主”之意。在各项仪式活动中负责吹笙，导“醒鼓”的神乐。

第三个苗语称“嘎当”（ghab dangk），即“事务鼓主”。在仪式活动中，负责主持内务。

第四个苗族称“嘎酿”（ghab hniangt），即“保管鼓主”。负责保管象征鼓社的玉碗。

另外，还有专司吟唱祭祖歌的祭师（bad hliod），在祀典中所有大大小小的祭祀都由祭师主持，每项仪式的开头都是祭帅念祭词。祭师念祭鼓词时，全场庄严肃穆，气氛非常神秘。歌舞时，祭师领歌。对祭师的要求要精通本民族的历史渊源、神话传说、古歌音律等。

鼓主一经选出，就着手总理鼓社事务，诸如社会道德、治安保卫和生活福利，以及管宾客、管礼乐、管祭祀，一般不得连选连任。

鼓社会议结束后的辰日，五个主要鼓主便到上届第一鼓主家去索取礼服、礼帽、礼伞。上届第一鼓主家杀一只鸭招待他们，表示祝贺。

五位主要鼓主的礼服、礼帽，在举行仪式时才使用。礼伞仅第一、二鼓主有，也是举行仪式时才打。礼服是褐色家机布长衫，每人要穿三件。外层必须蓝、黑两色，中层和内层黄白不论，忌用红色。礼帽有的用竹篾编制，有的用毡料缝制，上尖下宽，形如葫芦。“葫芦”是古歌洪水滔天神话中的圣器，是生命的符号。帽顶有一竹筒，插有几根野鸡毛和一束穗形的生麻或棉花条。帽高尺许，外蒙黑布。帽檐周围再插野鸡毛。鼓主们在举行仪式时，颈上戴有扭花银质项圈、项链，腰系织锦银泡花带，以示盛装陪伴祖先，每人手执一把砍牛刀以示尚武。第一、二鼓主的礼伞用绿色绸子制成，形如皇帝的华盖。次要鼓主中的司乐鼓主和祭师也有礼服、礼帽。礼服仅一件，为褐色家机布长衫。腰系织锦带，头戴竹篾编制的圆盘尖帽，糊黑油漆纸，帽顶缀麻，帽檐周围插野鸡毛。

（3）买祭牛　选出新鼓主后，就开始买祭牛。依古规先由第一鼓主家买起，然后群众才买。家境好的，每家买一头，家境差的，几家合买一头，轮流饲养。买祭牛时，最注重的标准就是看牛的两角长得是否一样、是否端正，毛旋所长部位必须长在头顶正中和四肢的外侧为吉。角正旋好最吉祥。祭牛不让犁田，逢年过节可放打斗欣赏，平时饲养特别好。饲养祭牛满三年后，于第三年的寅年农历十月乙亥日黎明前祭奠祖先。

（4）迎接子孙鼓　苗语称“啥略朋”，（seik niel bongl）汉译“转鼓”，象征祖灵的双鼓，又名“鼓社鼓”，每届鼓社节结束，无儿无女或只生女不生男的氏族人家户，都争着申请把这对子孙鼓迎接去保管并设鼓堂供奉。他们认为把子孙鼓接去供奉有祖灵之爱便能赐予儿女。

迎接子孙鼓（转鼓）（seik niel）的日子是二月辰日，即新一届鼓主当选的日期。辰日早饭后，五个主要鼓主、姑爹鼓主、司乐鼓主、祭师以及一些执事人员身着礼服、礼帽和礼伞，然后由司乐鼓主“嘎耶”吹着芦笙带路，到上届保管子孙鼓的人家去迎接子孙鼓（即转鼓）。保管子孙鼓的人家备一只熟鸭、一簸箕糯米饭、一罐米酒祭奠并与子孙鼓饯行。

（5）醒鼓　醒鼓苗语称“怀略”（haid niel），祭鼓日届期，要唤醒祖沉睡在鼓山中的圣鼓。

醒圣鼓的日期为子年农历五月初五，要备制酒、茶、糯米饭和一只熟鸭的祭品。参加的人有五个主要鼓主、姑爹鼓主、司乐鼓主，祭师以及部分群众。主要作用为：一是惊醒在阴间沉睡的祖灵，通知他们交代将献牲祭祀父母祖宗了；二是表示后代对阴间的先辈们的怀念之情。

（6）砍鼓树　指砍来制作祖宗鼓的楠木。祭鼓节所祭的鼓有两种。一种名“开初”、“最早”、“起始”的鼓，名为“祖母鼓”（niel hsangb）。此鼓是苗族男性始祖姜央制作来祭祀苗族女性始祖“妹榜妹留”即“蝴蝶妈妈”的。每届祭鼓节，要新制作一个，同时制作一女性生殖器（名“妹榜妹留”）模型，与鼓一起送入鼓山存放。因而这一木鼓实际上是苗族女性始祖“妹榜妹留”的象征。

“祖母鼓”（即妹榜妹留鼓）和“子孙鼓”都是长圆柱形，是用一节楠木抠空两头蒙黑黄毛色黄牛皮，绷紧、竹钉钉固而成。因为“祖母鼓”是祖母安息之所，鼓腰通一脐眼，象征窗口，好让祖母透气。

苗族古歌中的神话论，蝴蝶妈妈祖先最早从枫木树心生。人死后灵魂都要集中到蝴蝶妈妈的圣鼓里。活着的人始终与死去的人的灵魂保持一种联系。因而祖母鼓每届都要重做一个，鼓社节结束，抬到特定的鼓山去存放。“祖宗鼓”，因是一对，苗语称“双鼓”，（niel bongl）又名“子孙鼓”，比“祖母鼓”略大，鼓身长 174 公分，外围直径 30 公分，内围直径 21 公分，本鼓必须做成十二柞长，就是依据神话中蝴蝶妈妈生的十二个蛋来做。因逢年过节可敲来跳舞，故在内壁镶嵌三层簧竹片作共鸣，两头同样蒙黑毛色黄牛皮，绷紧、竹钉钉固而成，由申请保管人家保存，每届鼓社节不再重做。传说这对鼓象征苗族男性始祖姜央及其妻子，故这对鼓又被称为“央公、央婆鼓”。还有说这对鼓能赐给子孙，因而每届鼓社节结束后，没有生育或只生女不生男的人家，都争取领去保管，希望赐给儿女。因此这对鼓还被称为“子孙鼓”。这对鼓头大尾小，逢年过节，可敲尾端跳舞作乐。头部非到祭鼓节，禁止触动碰响。原因与禁止触动碰响“祖宗鼓”相同。砍鼓树的日期为子年农历未日，这天，鼓社集体要备制祭树礼品：糯米饭、一只活动公鸡和一只活公鸭。各献一只棉花条。第一鼓主家备制的祭品为一尺青布、三只棉花条、一绺丝线。参加砍伐人员和上山行走次序，与醒始祖鼓行走次序一样。行至选中的树脚，执事人员即把棉花条、青布和青丝缠于树干，再杀鸡鸭以血淋树，然后祭师致伐树祭词。祭毕，一执事人员带着绳索爬上树去，拴住树稍，五个主要鼓主则依次各砍树一下，将砍下的木屑揣进自己衣袋带回。据说这是金银片，带回氏族各户就能发财。仪式毕，众人就进行砍伐，拉索子的人使劲地拉，让树倒向东方。因为东方是苗族老家乡，树往东方倒，象征心向祖先，能大吉大利。

树砍倒后，姑爹鼓主按始祖鼓所需的十二柞长度量好，再由一有福气的老人先砍第一斧，执事人员动手砍下一节楠木抬回寨上。当鼓树运至寨边停放时，各户携酒肉前来祭树，共同畅饮欢乐。制始祖鼓则留待寅年（第三年）才进行。

第二年（丑年）：仪式活动有迎接始祖鼓回鼓堂，开展斗牛活动。

（1）迎接始祖鼓回鼓堂　迎接始祖鼓回鼓堂的仪式活动虽与“醒始祖鼓”有些相似之处，但“醒始祖鼓”的仪式活动着重于“醒”，即把沉睡中的女性始祖（蝴蝶妈妈）灵魂唤醒，禀报始祖鼓祭期已到，而这次迎接始祖回鼓堂是正式迎接祖灵回来过节。迎接始祖回鼓堂的日期为丑年农历十月子日。当“嘎佬”致祭词毕，第四鼓主“顶往”用一条青布带子把上届祭鼓节陈放的始祖木雕女生殖器模型拴好，背在背上，五个主要鼓主随着庄严肃穆的迎祖芦笙调，举起砍牛刀在头上晃几下，表示披荆斩棘开路，司乐鼓主吹起芦笙从鼓山带领下山。越沟跨坎，涉水过桥，第四鼓主“顶往”都一一提醒说：“慢慢地走啊祖奶……”。背到寨中，各家早已备办酒肉到鼓场或路口迎接，五个主要鼓主的妻子盛装站在前排，男女群众站在后排。

迎接始祖母的队伍进入鼓堂后（有的寨子的鼓堂设在寨子中心坪坝上，有的则设在第一鼓主家特空出一间房内），第四鼓主“顶往”把身背始祖母的替身裸体木雕在鼓场绕场一圈后，把木雕裸体像解下，置于子孙鼓（双鼓）房边，随之开始敲“地刁鼓”旋律。在那空旷的鼓场，鼓声激动着每一个舞者的心灵。这种鼓声既陌生，又熟悉。身着盛装的少女们，手捧芦笙的小伙们，沿着铿锵的鼓点在历史的变迁中默默舞蹈。舞蹈一直持续两三天才结束。

（2）开展斗牛活动　鼓社节要放牛打架，一来打给祖先看，二来满足群众娱乐要求，增加节日欢乐气氛。牯牛经主人一番精心打扮，每头牛都覆盖着一床色彩绚丽的绸缎被面，有的牛在峰背上架一个双龙戏珠的精雕红漆峰架，四周插上彩旗，威风凛凛。

每次斗牛，都要举行仪式。五个主要鼓主穿着礼服礼帽，由姑爹鼓主、祭师陪同，司乐鼓主吹笙开路，庄重而缓慢地走向斗牛场，人们见了，都把他们当成祖宗一般看待，极为敬重，纷纷让路。他们来到斗牛场依次站好，才开始放牛打架。在整个斗牛过程中，五个主要鼓主态度严肃，只能观看，不能言笑，以免犯忌。

第三年（寅年）：这一年的活动有审牛、号牛、制始祖鼓和杀牛献祭。

（1）审牛　审牛苗语称“秋你”（qib ninx），寅年农历四月内举行。各户要请审牛师来审察祭牛的毛旋生得是否吉祥和是否适宜祭鼓。审牛时，审牛师除重点审察毛旋外，用一把巴茅草（象征刀剑）遍扫牛的全身，以示驱邪。然后念：“各位列祖列宗，过后就把牛献给你们，现拉出圈外让你们看是否中意”。接着拍一下牯牛的背说“就是这一头，乞求祖宗们得了牛后，保佑家人一切平安”。经如此审牛仪式后，牯牛感到死期临近，不吃不喝，有的牛还会掉下眼泪。

（2）号牛　号牛苗语称“王商”（wangl hsangt，商是水牛古语），也有称“嘎弄”（ghab longs），意为象，用兽中最大的动物来祭祀祖先。定于寅年五月内，号牛确定谁来操刀杀牛祭鼓。号牛的人选在姑舅、姐妹夫和女婿之间确定。号牛之前，牛主家便要请这些近亲前来会商确定。号牛是光荣的事，亲戚们都争取当。经过协商确定谁来号牛后，牛主家还要把号牛协商结果，通知其他亲戚。请他们于杀牛之前来参加盛典。

（3）制作始祖鼓　制作始祖鼓苗语称“锑略绍”（tid niel sod），即制作鼓社始祖鼓——蝴蝶妈妈鼓，又名妹榜妹留鼓。日期为寅年农历五月寅日。这天，五个主要鼓主和各户各备一只熟鸭、糯米饭、米酒和若干棉花条为祭品，到制鼓场去。司乐鼓主吹笙开道，五个主要鼓主身着礼服、礼帽、打着礼伞、手执砍牛刀走在第二，姑爹鼓主、祭师走在第三，执事人员和群众走在最后。抵达后，五个主要鼓主和姑爹鼓主并排肃立，面对着祭品，祭师致凿鼓词，司乐鼓主吹笙。姑爹鼓主伸直两臂将鼓树长度量了量，以示树子已适宜制鼓。五个主要鼓主首先依次举刀砍树，然后执事人员按照规格制鼓。氏族群众在制鼓场畅饮、起舞，以示欢庆。但制好的始祖鼓暂不蒙皮，仍停放在原地。须等“杀牛”、“找鼓”仪式结束后，才杀一头黄黑毛色的黄牛，剥皮把鼓蒙好，才成真正的始祖鼓抬到第一鼓主家的鼓堂供奉。

（4）杀牛祭鼓　杀牛祭鼓意即献牺牲，酬谢祖先，保佑人寿年丰。杀牛时间在寅年农历十月乙亥日黎明前。

在杀年的前一两天，各户的亲友都要挑抬礼物前来祝贺。杀牛地点在传统确定的寨中坝子或寨边沙滩上。杀牛次序是：五个主要鼓主家的祭牛依次先杀，群众才陆续杀。各户杀牛时，都要请祭师念“超度祭牛经”。

宰杀时，用一根粗棕索，一头拴牛的鼻孔，一头拴在一根枫木撑杠顶端，再将撑杠倒向后方，中间压住牛的头颅，最后由牛主家一壮汉抓住撑杠的尾端，使劲地往下压，牛被迫把脑壳上仰，颈子向前突出并且绷紧，号牛的近亲手捏砍牛刀绕牛一周，眼睛望准牛的喉咙，猛然砍去（以一刀砍死为吉利，忌复刀），牛即倒地而死。此时，主客齐集场上把广场围得水泄不通，人们不时地燃放炮竹祝贺。五个主要鼓主的牛由他们自己的姑舅来杀，群众的牛由担任号牛的亲戚杀。牛死以后，即行剥皮支解分肉。牛头及心脏、肝、肚、肺、肾、肠归主人，用以祭祖。一牛分为头腿、二腿、三腿、四腿四个部分：头腿归母舅；二腿妻舅；三、四腿送给其他至亲。所以苗族中常把舅家称为“抬牛腿的亲戚”。除“抬腿人”外，号牛的亲戚除得一腿外，还与掌杆者平分牛胸脯，审牛师得两斤牛肉，祭师也得一份。其余亲朋友亦须送牛肉半斤，肉之多少，须视客人与主人的戚谊和交情而定。

分完了牛肉后，牛主家则把牛头、牛尾和牛的四只蹄，照牛生前的形式摆在牛圈里，牛嘴里还含着三根芭茅草，象征牛还活着，以示对牛的怀念。

杀牛以后的十四天当中的一系列仪式活动如下：

第一天，子日：这天的活动有两项。一为各户举行家祭，向各自列祖列宗"献牲"；一为拜望五个主要鼓主家的祖宗。

"献牲"即"献牛"，苗语称"掠达"（niox dab），在当天未亮前举行。祭品有牛的心、肝、肚、肺、肾、肠、肉等七件，将其七件切细和拌，分包成七包，或用竹签穿好成七串，再用糯米饭、七碗酒和七碗茶，摆在堂屋地下或火塘边，由家长致祭词。致毕，各户才正式宴请前来参加庆贺的亲戚，并热闹一两天后便可陆续回家。对此，牛主家分别要给至亲们礼肉带回家。

每户在献牲时，都要把祭牛的两只角连头盖骨一起砍下来供奉在堂屋正中板壁下，留作祀典。

这天中午，各户家长去拜访五个主要鼓主家的祖灵。去时必须首先到鼓堂朝拜全鼓社的祖鼓和子孙鼓，再是第一鼓主家的祖灵，第一鼓主家备酒肉招待。接着，依次拜访其余的四个主要鼓主家祖灵，同样备受招待。

第二天，丑日：从这天起，五个主要鼓主、姑爹鼓主、祭师和氏族一些德高望众的老人，要用五天时间进行互访"游邑"（yex yis），均受招待。

第三天，寅日：这天下午进行"赞牛角"活动，苗语称"享皆"（hxad gib）。即把牛的两只角连头盖骨一起砍下来进行献祭之意。在这之前，第四鼓主"顶往"、第五鼓主"顶播"指挥执事人员制就三根木柱，第一根为杉木，第二根为枫木柱，第三根为若木，杉木柱列在左，枫木柱列在中，若木柱列在右，并立于第一鼓主或第二鼓主家门前。第一鼓主家先把牛角绑在杉木柱的最下层（即第一层）；第五鼓主家的牛角绑在第二层；第二鼓主家的牛角则绑在枫树柱的最下层；第四鼓主家的牛角绑在第二层；第三鼓家的牛角绑在若木柱的最下层。五个主要鼓主家的牛角分别绑定后，便由群众不依次序，绑在哪根柱子都可以。各户牛角绑齐后，三根木柱望去象角梯似的，然后祭师来唱“赞牛角歌”。赞毕各户都要给祭师一点礼钱酬谢，最后将柱上的牛角取回供放在自家堂屋正中或中柱脚，与祖宗一起祭祀。

第四天，卯日：这天若祭师赞牛角仪式未结束，便继续赞。

第五天，辰日：这天主要是进行“赞牛肋”活动，苗语称“告当”（ghed dangd）。

“赞牛肋”活动，即各家各户自行把连肉带骨的自家祭牛胸脯肉，集中到寨中坝子，五个主要鼓主家的胸脯肉，依次摆在前排，群众的摆在后排，由祭师戴着鼓主们的一顶礼帽，手执牛角酒，站在一张高脚桌上对每户祭牛的牛肋念赞词。赞毕，群众就地会餐，以示欢畅。

第六天，巳日：若当日赞颂不完，可继续赞。

第七天，午日：这天有三项活动，白天“迎接鸟窝”，晚上“投掷火把烘鸟窝”和“娃娃讨食”。

“迎接鸟窝”，苗语称“修益炕”。这一活动，来源于苗族神话古歌《蝴蝶妈妈》和《十二个蛋》，鼓社节把这个神话制成仪式“迎接鸟窝”来祭祀。根据神话古歌叙述：苗族男性始祖姜央、雷、龙、虎、水牛、蛇、蜈蚣等等，都是蝴蝶妈妈生的十二个蛋变成的。但是蝴蝶妈妈只会生蛋，不会孵蛋，由巨鸟姬宇来做窝代替它孵。姬宇是个很大的鸟，翅膀很长，尾巴很宽，它孵了十二年，翅膀尾巴全磨坏了，姜央和雷、龙都孵不出来，姬宇灰心了，想飞走，忽然有一个蛋在窝里叫唤：“诚诚恳恳求妈妈，再抱一夜我们就诞生，少抱一夜我们就寡了，不仅寡我一个，要寡绝所有的子孙。”这个会说话的是苗族男性始祖姜央的蛋，姬宇鸟听了，心软了下来，继续孵蛋。第二天，姜央和雷、龙等果然生了出来。从此，世上才有苗族和万物，鼓社节把这个神话制成仪式“迎接鸟窝”来祭祀。

“迎接鸟窝”第一步是编制鸟窝，即用竹篾编成大如挞斗，深一尺许，窝口周围安六只提耳，抬到坡上去放，内盛一白色圆石头，象征蝴蝶妈妈所生的蛋，外罩第一鼓主家备制的一幅长绸，象征巨鸟姬宇在窝中孵蛋。

“迎接鸟窝”，鸟窝是生命的摇篮。当天下午出发，司乐鼓主吹笙开道，五个主要鼓主身着礼服礼帽走在第二，姑爹鼓主、祭师走在第三，执事人员走在最后，径直走到放置鸟窝的山坡。第三鼓主“嘎佬”将一个熟鸡蛋（象征“央蛋”）置于窝边地上，用脚拨动着绕窝边三转，便将鸡蛋向本寨方向踢去。接着，五个主要鼓主和姑爹鼓主各抓住一只提耳，率领随行人员载歌载舞返回寨里（行走次序与出发时一样）。

五个主要鼓主的妻子，身着盛装到半路迎接鸟窝并敬酒。回到第一鼓主家，五个主要鼓主和姑爹鼓主，用绳子将鸟窝悬挂在鼓堂楼枕上，下面用一根有五个椏叉的木柱支住。这时，执事人员将窝内的白石头取出，把五个主要鼓主凑集的五十斤谷穗盛入窝内，象征蝴蝶妈妈所生的蛋，接着开始祭祀，由第三鼓主“嘎佬”致祭。

晚上举行“投掷火把烘窝”，苗语称“谷游炕”（guf vil khongt）。据说投火烘窝，意在给窝加温，让窝里的蛋赶快孵化出来，据老人说，当时是冰冷的时代，不投火烤窝，就会冻死窝中蛋。

天刚黑尽，仪式便开始，先由祭师致词。青年人便举起熊熊燃烧的火把，从规定的地方出发，象赛跑一般地向第一鼓主家奔去，把火投掷向鼓堂里的鸟窝。此时，投掷火把者与守候在鼓堂里的灭火者（即反投掷火者）进行一场紧张而激烈的投掷火把对抗活动，投掷火把者猛烈地投，防火者奋力地浇水，只听“嗖！嗖！”声响，一时火把遍飞，横贯夜空，火网交织，场面极为壮观。这是一项由仪式演变成娱乐活动的精彩表演。这一表演，一直连续举行三夜。

接着是“守耶康”（守鸟窝）、娃娃讨食活动。这活动也要举行三晚才结束。意即守护人类祖先生下来的窝。当“投掷火把烘鸟窝”仪式一结束，男女小孩就挨家逐户去讨酒、饭、粑粑等食品，集中到鸟窝边来“宵夜”。

第八天，未日：与第七天活动相同。

第九天，申日：由司乐鼓主“嘎耶”吹笙，带着祭师和执事人员前去迎接木凳，置于第一鼓主家鼓堂备作“上凳”仪式使用。

第十天，酉日：有三项活动，舂米打粑粑；搓索子捆鼓堂；接待女婿。

“舂米打粑粑”，经过上述三个夜晚的“投掷火把烘鸟窝”的仪式活动后，窝里的谷子，取出来舂成米，蒸成饭，打粑粑捏成人娃娃，舂米的人有二：一为第一鼓主妻；一为姑爹鼓主。他俩在一边脚挽脚、手拉手地踩着碓板舂米，一边互相嬉戏，祭师在一旁唱道：像鱼在水里相依，这样才会成夫妻。米舂好后，第一鼓主妻先把米簸净、泡好，然后倒进甑子里蒸。这时，姑爹鼓主又来与鼓主妻配合，各抓一边耳甑，各用右手向对方抹锅烟，打花脸，互相戏谑。

打好粑粑之后，请氏族内有福的一男一女来捏粑粑。先捏两个五斤重，中间通孔的大粑粑：一个给第一鼓主的妻子；一个给姑爹鼓主，并挂在他俩的颈子上。另做两个略小的，留在第十一天“背水养鱼”时送给两个背水和舀水的姑娘。余下由执事人员捏成许多男、女小娃娃和男女生殖器模型，粘在鼓堂四壁。与此同时，执事人员还制作两个木制女性生殖器模型，挂在鼓堂中柱上供奉。以后数日，群众来鼓堂踩鼓时，结婚多年不生育或只生女不生男的妇女，乘人不注意偷偷将男女娃娃和生殖器模型摘下，带回家去，烤给自己和丈夫吃，据说这样，就能生儿育女。如果这些人家以后生了儿女，就认为应验了，杀一头猪，抬到鼓堂来祀祖先，表示感恩。在一系列活动中，所有人态度严肃，不嬉戏谈笑，不然祖宗不高兴，要降灾祸给族人。

"搓索子捆鼓堂"：举行这一活动时，各户亲戚不分男女老少，人人备草，个个搓索，情况极为欢乐热烈。大家把索子搓好后，集中在一起，由执事人员结成一条长而又长的索子，将第一鼓主家的房子绕若干圈，然后主客双方的人使劲地推房子，其余群众，一致欢呼："鼓堂稳得很！风吹不歪，树压不倒。"反映了以前祖先居住在巢居或简陋的茅草棚，极不安全，必须用索捆绑，才能居住的艰苦情况。

"接待女婿"：姑爹鼓主和他带来的七个后生挑来一个内盛七只熟鸭的木桶，一只活鸭、一壶酒、一篮糯米饭为礼品。与此同时，七个后生每人还各自带来一棵留有根稍的竹子，稍部留有几枝分桠，并缠有棉花条，主干分隔节涂有黑白颜色，名曰花竹。这花竹象征七个女婿，苗族传统观念把竹子视为男子和子孙的象征。竹稍和主干象征人的形体。缠棉花条象征衣着，在隔节涂色象征纹身，他们来到后，五个主要鼓主和氏族内一户暂名为"嘎两家"的妻子前往迎接。第四和第五鼓主的妻子向他们敬茶，敬酒。七个后生把花竹立于第一鼓主家门外，用木桩固定，给后面举行"选女婿"和第十一天"打竹仗"时使用。

上述接待结束后，姑爹鼓主和他带来的七个后生先到"嘎两"家歇脚，然后依次到五个主要鼓主家喝酒。最后姑爹鼓主带着五个主要鼓主，到第一鼓主家门外，对立着七个后生花竹的木桩面前“选女婿”。第一鼓主先选两根花竹（即选中两个女婿）；其余四个主要鼓主各选一根花竹，剩余一根花竹留给姑爹鼓主。每个鼓主选定所中意的花竹后，即将一根棉花条缠于花竹上面作为记号。选完以后，七根花竹仍立于第一鼓主家门外，留待“打竹仗”时，七个客边后生使用。

第十一天，戌日：这天活动最多，是节日期间最忙的一天。

第一项活动“超度亡灵入鼓”，苗语称“布录褒”，即超度亡灵入鼓归宗之意。黎明后，各户中若有老人过世了未经超度入鼓，该户即将亡人的衣物照生前穿戴的形式摆在寨边溪沟边或场子上祭奠，祭师在其中逐户念祭词，即算亡灵已入鼓。

第二项活动“祭鱼和祭松鼠”。祭法是：在第一鼓主家鼓堂中柱摆一桌子，上置一盛有水的木盆，五个主要鼓主各在一个竹签上穿一尾鱼，鱼嘴向下，鱼尾向上，另一根竹签由姑爹鼓主用来穿一只松鼠。这些有趣的活动，象征渔猎时代祖先的生活情趣。

第三项活动“上凳”苗语称“记当”（jit dangk），又因以凳当桥过，便又称“过桥”（duf jiux）。这一仪式使用的一高一矮的两根长凳是在第九天（申日），从事务鼓主“嘎当”家迎接到第一鼓主家的鼓堂里摆着。当天，高的长凳上列供一头杀后去毛刮得雪白并被打扮成一女人模样的小猪，头披头巾、用通草做成耳环、项圈、镯子式样，缀于猪耳上，套在猪颈子和两条前腿上，示意母系家里，小猪显示瞑瞑中的女家长。这一仪式是象征性地表演男女性爱。长凳象征床“上凳”为“上床”的隐语。

上凳时，五个主要鼓主的妻子，各人提一只竹蓝，从侧门进入鼓堂。依次从长凳上走过。姑爹鼓主（有的请人代替，称为“固尤”）则站在凳子一旁两手抓住一个内盛泡酒的葫芦，置于小腹与腿根之间，当五个主要鼓主妻子依次走过长凳时，他便把盛着酒糟水（象征男精液）的葫芦，向他们裙上喷洒。而她们纷纷撩起围裙表示接礼，其表情认真严肃。祭师站在一旁唱赞歌“繁殖！繁殖！”这是一种象征繁衍的仪式。

当五个主要鼓主妻子从长凳上往前走时，被一位有福气的老媪把妻子们引到“嘎两”家去打开姑爹鼓主和七个后生带来的木桶，取出五只鸭子送给妻子们每人一只，老媪自留一只，给“嘎两”家一只。“嘎两”妻子把姑爹鼓主带来的其他礼品取出来招待五个鼓主妻，她们一边喝酒，一边嬉戏，喝完酒后，老媪又带着鼓主妻们回到第一鼓主家的鼓堂，再次依次上长凳，仪式即毕。

第四项活动“背水养鱼”。由第一鼓主家一个已出嫁的女儿为侄负责背水，第二鼓主家一个已出嫁的女儿为姑负责舀水。出发背水时，司乐鼓主吹笙走在第三，姑爹鼓主走在第四，保管鼓主和祭师走在最后（回程次序相同）。来到水井或河边，汲水女子舀三瓢水倒在桶里，由背水女背回倒在第一鼓主家鼓堂中柱脚下的缸子里。这缸子里有五尾鱼，是五个主要鼓主事先放的。来回背水共三次，每一次祭师都要唱赞歌。与此同时，在背水之前，第一鼓主家安排一假老人（苗语称“固吓翁”），坐在井边或河沟边，与背水女互相戽水嬉戏。鱼是多子的象征，因而这也是一种繁衍的仪式。

第五项活动“打竹仗”抹花脸，这是一场表演古代的抢婚活动。参加这一活动分主客双方。主方由组织推选本届祭鼓节杀牛的人家的七个后生组成；客方为姑爹鼓主带来的七个后生组成，双方后生各拿一根祭竿，其竿是连根挖的一整棵长竹子做成，梢部留几枝，中上部用白色、黑色隔节而染，几根棉花条系在留枝处。此杆早已用木桩固定在第一鼓主家门外，当天全部扛到牛打坪。扛竿的双方青年各备黑锅烟在身，主宾分成二组，间隔一竿之地，相互对峙立，当五个主要鼓主、姑爹鼓主等人到场站好后，司乐鼓主吹起芦笙作为发号司令后，“竹仗”便打响了。主客双方的七对后生以花竹互相戳弄、互相挤压、对打，在双方即将短兵相接紧张战斗中，各自把花杆放倒在地，勇猛冲刺过去抢对方的杆子，以随身带的黑锅烟互相“打花脸”。一直闹到锅烟抹尽，人已疲倦，才渐渐兴尽收场。若哪一方的竹杆被抢走，则要一篮糯米饭、一壶酒、一只鸭子向对方赎回。

第六项活动“撵山”：这一活动的整个过程是：一人背“央婆”的女性生殖器模型在前跑；一人把男性生殖器模型搭在箭头上随后追赶，他俩从第一鼓主家的鼓堂跑出，绕寨追舞一周，并边追边向央婆射箭，同时喊“交配”，一答“繁荣”。绕寨追舞一圈，表示祖先看望子孙繁衍。双方绕寨追逐，逗得全寨氏族围观者扶腹大笑。这是企盼繁衍的仪式。

第七项活动：“迎接亡灵回家”。

第八项活动“藏鼓”，这是一项赛智力的娱乐活动。

第九项活动“捧玉碗”。所捧的玉碗是个瓷碗。其来源说法不一，但氏族群众对这碗象皇帝的玉玺一般神圣宝贵，每届由保管鼓主“嘎酿”保管。

“捧玉碗”仪式在傍晚举行。事先由上届保管鼓主和祭师把碗取来，将酒倒入其中，分别饮尽，然后祭师唱“捧玉碗”歌。碗里盛满了酒，保管鼓主用右手心第一个先捧碗底高高托起，第二、三、四、五鼓主依次将右手心垫在下面，支住保管鼓主的手背。第一鼓主手心放在最下一层，支住大家的手。祭师高唱赞歌。赞毕，五个主要鼓主和保管鼓主将碗放下，依次将碗中的酒饮尽，把碗交给新任的保管鼓主保管。

“捧玉碗”仪式活动反映出苗族先民把碗的圆形和完整无缺视为吉祥、美好的象征，因而把鼓社比喻为碗。五位主要鼓主共同捧碗，不让碗偏，不让酒浪，寓意齐心合力支撑鼓社，让鼓社千年万代都能象碗一样的完整无缺，永远繁荣昌盛。

第十二天活动“亲戚贺喜”：各家各户分别接待前来参加鼓

社节贺喜的姻亲。

第十三天，子日：一是群众继续在鼓堂跳舞，二是用牛皮蒙住始祖鼓的两面，第一鼓主带头跳舞。

第十四天，丑日：这是鼓社节三年中的最后一天。

送“祖母鼓”（亦称妹榜妹留鼓，或始祖鼓）入鼓山，当夜，五个主要鼓主和四个次要鼓主、姑爹鼓主、主祭师以及全族男女群众均出场，各户都备酒备肉前往第一鼓主家鼓堂敬祭子孙鼓和始祖鼓，表示给鼓饯行。这天五个主要鼓主和四个次要鼓主，姑爹鼓主、祭师及执事人员，一齐带领群众围着象征祖灵的木鼓尽情地欢跳。此时的情绪与以往不同，因为这是鼓社节最后一次舞蹈，他们边跳边唱道：“快来跳呀跳！不跳鼓送走，鼓到鼓山去，久久难回到。”

跳至半夜，五个主要鼓主和四个次要鼓主、祭师、姑爹鼓主，以及男女群众即把子孙鼓先送到申请保管的人家去保存。回过头来便将始祖鼓送入鼓山。到了鼓山，执事人员把象征祖灵的始祖鼓安放于洞穴内，并把一女性生殖器模型（象征蝴蝶妈妈）和一对小芦笙（作“圣器”）及盛酒糟的木桶置于旁。之后即进行“掀客”仪式。“掀客”，即把所有成年姐妹请出鼓场外，出场姐妹以歌问本寨兄弟为何赶她们？兄弟以“不需要在家照顾父母”为由据理以对，最后兄弟方面说理取胜宣告仪式结束。第三鼓主致祭词：禀告瞑瞑中的历代祖宗不必为子孙们担忧。

以上是“鼓社节”的情况。就形式而言，它规模庞大、仪式隆重、活动繁多、时间长、耗费巨大，就内容而言，它用表演的仪式再现了祖先古代的生活场景。就目的而言，它缅怀祖先恩德，祈求子孙繁荣，祝愿民族兴旺。鼓社节是黔东南雷公山和月亮山地区苗族传统宗教最盛大的祭典，这一节日现在还在民间盛行，并已列入国家级非物质文化遗产名录，获得国家保护。

第八节 宗教信仰

苗族传统宗教是一个以祖先神为主神的万物有灵的神灵体系。苗民的宗教生活与日常生活融为一体，苗族传统宗教是苗族文化的核心。

一、自然崇拜

苗族的自然崇拜，是以比较突出的自然物作为崇拜物。生长在寨子周围的大树、巨石等，都不准乱砍乱动。如台江县的交毗寨有一棵倒栽杉树，传说它有神力，因而对其倍加保护和崇拜。雷山县掌坳村有一巨石，形似乌龟，当地群众誉为石父石母，逢年过节，群众为之焚香化纸，献肉祭酒，求其保佑。黔西北地区的部分苗族，他们在村子附近选择一片山林，每年农历的三月初的第一个龙日，在寨老的主持下，人们带着米饭、酒和一只公鸡去祭山神，在一株大树——树王面前举行祭祀。请鬼师念咒语杀鸡献祭，乞求山神保佑全村人畜兴旺，五谷丰登。贵阳高坡、孟关等地的苗族，每年春节都要举行跳洞活动，以示祭祀。

由于人们认为大自然有很大的魔力，因而有的人家把孩子寄拜给巨石、大树等，求其保佑。

二、鬼神崇拜

1. 土地菩萨

黔东南苗语称为“西达”。苗族信仰土地菩萨极为虔诚，一般在村寨的寨头、桥头和三岔路口都设有土地菩萨。多以自然的石头为替身，木雕、泥塑等的替身甚少。土地庙很简陋，木造屋极少，最简单的土地庙仅用三块石板搭就而成。逢年过节，群众常以酒、肉、鱼、米饭去祭，乞求土地菩萨保佑人畜安宁。

2. **“务堆”**

黔东南苗语的“务”即奶奶，“堆”即土地，故“务堆”即土地奶。黎平、从江、榕江等地的苗族都很盛行。具体作法是：在村内择一适中地点挖土坑一个，坑深约一米，坑内置铁锅一口，锅内放银箔若干、鸭蛋一枚、小偶像两个，后盖上大铁锅，复土垒成坟茔，顶上植常青树一株或植茅草一兜即为“务堆”。逢年过节，或人们办事不顺时，则杀猪宰羊，向“务堆”乞求帮助。

3. **立家神**

家神信仰盛行于操川黔滇方言的部分苗族中。其作法是以长1.5米的一根竹刺为主轴，环捆大竹片5块、小竹片30块于轴刺一端，再以原麻丝挂在小竹片上，形如长胡须的老头，故亦称之为“筷子菩萨”。按照苗族习惯，立家主时，必须同时立家神(男性)。

立家主是苗族宗教活动中的一件大事，必须由整个家族来操办。举行立家主的仪式时，由家主的女婿饰儿媳，做一个草人饰儿子，并由请来的鬼师做法事。鬼师通过念咒，把本家族已过世的各位老人都请来参加，杀母猪一头献祭。事后，将家神立于堂屋的中柱顶端，不得随意移动，待本届家主寿终时，方取下旧的家主烧掉，另立新的家神。

4. **鬼魂崇拜**

尚鬼信巫对苗族来说已有很长的历史。人们的原始宗教观念认为，鬼生活在彼岸世界，支配着人类的命运。鬼作祟于人，则灾难临头。而鬼有善、恶之分，人们对善鬼多祈保佑，恶鬼给人们带来灾难、疾病和瘟疫。例如台江县羊达寨的恶鬼集团多达43个。每个恶鬼的集团各有姓名、称谓、数目和活动地点。苗族信仰的鬼很多，主要的有：

(1)“西者留”，绝种鬼；(2)“西额”，痛肚鬼；(3)“西昂”，富贵鬼；(4)“西翁”，龙鬼；(5)“西耶”，石头鬼；(6)“西戛斗”，树鬼；(7)“西斗”，火鬼。祭火鬼亦称扫寨或洗寨，系全村性的活动。届时由群众公推出3~5人来主持祭祀。祭祀时，由群众拉着狗走在前面，鬼师手持一把茅草，跟在后面，他一路念念有词，驱赶火鬼。走村串寨，对村的每个角落务必走到。之后，走出村外把狗敲死，以狗发不出叫声为吉利。否则又寻狗重新举行仪式。祭火鬼杀的狗不能吃，一般都是把它埋葬或将其投入河中。在祭火鬼的过程中，不准任何人出入村庄，全村寨各户必须同时把火灭掉，待祭火解禁后，各户凑钱到外村买火，使全村恢复正常生活。(8)“西给公”，路鬼。用一头猪、一只鸭来祭。先请鬼师在病人家中念咒一番致献，然后把一头公猪和母鸭或一只公鸭和母猪拉到山上去祭祀。杀牲后摆着七碗肉（排成直行）供祭，每碗肉旁边站着一人陪祭，又请鬼师念咒，约半小时许即结束，大家聚餐。(9)“西丢”，单身鬼。传说这种鬼喜欢作祟妇女，妇女们生病多是这种鬼作祟所致。祭时在山上举行仪式杀母羊、公猪或公羊、母猪各一只献祭。严禁妇女参加，要求把所杀的牲畜当场吃完，因此，参加祭祀的多少，须由所杀牲畜的大小来决定。

根据鬼师提供的情况，苗族信仰的鬼、神除上述的而外，还有东方鬼、西方鬼、凶死鬼、雷公鬼、牛鬼、母猪鬼、饿肚鬼、马郎鬼、旧爷鬼、刀伤鬼、米花鬼、迷魂鬼、伙伴鬼、勾魂鬼、酿鬼、把凭鬼、落岩鬼、地羊鬼、花脸鬼、私儿鬼、替羊鬼、蛊鬼、癞子鬼、姊妹鬼、游尸鬼、干痨鬼、人马鬼等数十种之多。

苗族祭鬼，善恶有别。对善鬼迎之而来，欢送而去；对于恶鬼，则请鬼师尽贿赂之能事，尽量满足其食欲和要求。因此，鬼师在念咒时，往往要夸大其词，有意地把蚂蚁说成大象，把小牛说成牯牛，把几条布巾说成几匹布，把一箩白石头说成一箩白银等。为的是哄鬼，要鬼尽快离开，达到病消祸除的目的。

三、图腾崇拜

1. 枫木崇拜

苗族崇拜枫木，《山海经·大荒南经》云：“蚩尤所弃其桎梏是为枫木。”黔东南苗族古歌中的“枫木歌”唱道：“枫树生妹榜，枫树生妹留……榜留和水泡，游方十二天，成双十二夜，怀十二个蛋，生十二个宝。”其中一个黄色蛋孵出了苗族的祖先——姜央，故他们把枫木作为自己的祖先看待。

2. 犬图腾崇拜

晋朝干宝的《晋纪》云：“武陵、长沙、庐江郡夷，盘瓠之后也。杂外五溪之内，盘瓠凭山阻险，每每常为害，杂处鱼肉，即叩槽而号，以祭盘瓠。”《峒溪纤志》亦云：“苗人，盘瓠之种落也。”今天在湘西地区苗族中还有犬父犬母的传说。

四、祖先崇拜

苗族十分崇拜祖先，他们认为祖先虽死，但其灵魂永远与子孙同在，逢年过节必以佳肴美酒奉献祖先，即使在每日用餐必掐少许饭菜进行“良打”祭祖之后，方能安心进食。若家中发生不幸时，必先向祖先祈祷，以求祖先庇护。因此，苗族宗教活动，首推祭祖盛典，其形式有：

（1）“剖果”　操苗语湘西方言的苗族称祭祖为“剖果”。要经过设坛装像、献牲、禁禽出门、祖饯等程序。届时在家门口的土坪上，用几棵带枝叶的树干交织成密林状，在结荫下置一尊祖先模型（以衣或裙饰），请舅父、舅母入坐作陪，鬼师唱“招魂词”，迎接祖先“魂归来”。唱毕，由执事用棒猛击一头猪的胸部，叫“敲棒棒猪”。事毕，舅舅家分到一份猪肉，叫“禁肉”，传说谁吃“禁肉”将被老虎咬。最后是为祖先饯行，祈祷平安，历时两天结束。

（2）“努业”　努业即吃牛，史称“椎牛”。这是操湘西方言的苗族祭祖盛典。这一祭祖活动，场面壮观，声势浩大，杀牛较多，据说只有那些富有之家才有能力举办。届时要跳芦笙、跳猴鼓舞、高唱吃牛歌等。事后将牛角绑于屋内中柱上端，以示纪念和主人家富有。

（3）敲巴郎　这是居住在龙里、贵定等县的苗族祭祖盛典。敲巴郎即杀牛祭祖。按照苗族的习惯每13年举行一次大的祭祖活动，7年进行一次中型祭祖，3年进行一次小型的祭祖活动。日期在农历九月逢猪、鼠、龙日。

祭祖之日，杀牛时，群众要集体高唱“巴郎歌”。杀牛后，祭主即以牛肉待客，并将部分牛肉割成小块，以竹篾穿之，谓之“串串肉”，馈赠来客，祭祖活动历时7天结束。清镇市龙窝等地村寨的各户于同一天内集体杀牛祭祖，数十头至百余头不等，谓之“打排牛”；有单家独户杀牛祭祖的，谓之杀“把牙牛”祭祖。杀牛之前，须经过择牛、审牛、立鼓等程序。

（4）“鼓社节”　“鼓社节”是黔东南苗族的宗教祭祖盛典，每12年举行一次，其规模大，时间长，居各地苗族祭祖之首，俗称“吃鼓藏”。其过程大体如下：

第一年，即努略前，由民众推行那些为人正派、朴实忠厚，且家境较好的已婚男子为鼓藏头，他们是：“戛略”，为第一鼓头；“戛雄”，为第二鼓头；“戛劳”，为第三鼓头；“顶往”，为第四鼓头；“顶播”，为第五鼓头。

第二年，在鼓头的领导下，各户筹资去选购牯牛，牯牛中要以力大、体壮、善斗的为优。选购牯牛不仅要精心选购，而且要派专人负责饲养。

这一年在鼓头的领导下，还需完成接鼓、醒鼓和制作单鼓的任务。

苗族的木鼓象征祖先的神位，所以祭鼓即祭祖。鼓分为单鼓

（略操）、双鼓（略崩）两种。单鼓象征所崇拜的“蝴蝶妈妈”，盛典结束时，要送进石窟里珍藏；双鼓为子孙鼓，粗细各一，粗的为始祖“央公”鼓，细的为始祖“央婆”鼓。

接鼓：在祭祖前把双鼓从上届第一鼓头家抬到新任的第一鼓头要一齐出动。

翻鼓：在鼓头的带领下，大家上山把石窟里的单鼓翻动一下，以预告祖先，子孙们即将杀牛祭祖了，这种仪式谓之醒鼓。是时，五位鼓头均身着礼服、张雨伞、手持大刀走在前列。

第三年为正式吃鼓社年。祭祖盛典的前一日，举行斗牛仪式。五位鼓头必须到斗牛场依次就坐和观赏。他们的神情严肃，不吭不哈，据说是怕冒渎神灵。待斗牛结束时，他们才自由。

次日（斗牛的第二日）杀牛，为祭祖盛典的高潮，事前请鬼师念“扫牛经”，说是超度牛的灵魂到祖先住地去，以使族人免受其害。凌晨各户动手砍牛，顷刻间，数十至百余头牛死于屠刀之下。牛死后，将牛头、牛尾及牛的四肢置于厩内，表示牛还活着，于是开展一系列的祭祖活动。

（5）“火星节” “火星节”是贵州习水、赤水、桐梓等地苗族祭祀以求平安的传统节日。一般在秋季举行，而各姓家族过节的时间不一。据说，明代末期封建统治阶级残酷镇压苗族人民，迫使他们背井离乡，四处迁徙。在某年秋季的一天，他们来到一座叫雷公庙里举行了大型的祭祀活动。并共同商定，凡各家同宗共祖之人，为了生存迁徙到各地，到来年的这一天，一定要重回雷公庙共商斗争策略。会后各家族各自出发。第二年的这天，有的无法在规定的日期内重回雷公庙。因而苗族各姓就按重归雷公庙的时间自订本姓过节日，沿袭至今，苗族都要在不同的时间内过这一节日。本年主办祭祀活动的户主要在节日的前一天采来茅草，先在自己家中进行“露茅”，即扫除家中的不祥之物。接着带着布片和三色线来到上年规定的户主家中，由一长老主持，上山砍来一根名为“鸟不站”的小树。然后将茅草和布片扎在小树上点燃火，长老这时手持锋利的镰刀，扛起点燃的小树围着众人绕上七圈，口念咒语，以求保佑家族人人平安、无灾无难，最后把小树插在地上，手持镰刀在小树下连渡三圈，随即用镰刀将茅草一刀两断，表示全族人民的灾难已让这茅草带走，然后一族外人站在高处向西面射一箭，以示驱走了灾难，整个祭祀仪式以告完毕。仪式后由本年户主与来年户主吃交杯酒，接着家族老幼欢聚饮酒进餐，大家畅谈一年来的收获并商量家族里的大事，提议并通过新的家规族约，节日历时三天，大家方才各自回家。

五、巫术与占卜

1. 巫术

（1）过阴 即请鬼师察鬼。苗族鬼师声称自已有许多“阴崽”，那些生前当过大官的人，死后其灵魂依然得力，是鬼师探鬼的得力助手。鬼师作法时，以布蒙面，并喝冷水一口，即进入昏迷状态，渐而身子颤抖，口中念念有声。高潮时，高喉粗嗓，或咒或歌，有的还表演一些令人信服的动作，如吃火捻、吃碗等惊险动作。表示已派阴崽去四处侦察。在通师（鬼师的临时助手）的诱导下，鬼师不断地卜卦询问，待求得满意的卦时，便认为是把鬼和鬼的要求侦察清楚，于是召集阴崽们打马回程。这时须叫人向鬼师喷凉水一口，鬼师渐而清醒如故。过阴结束，历时约一个钟头。

（2）祭鬼 在苗族的宗教意识里，认为鬼和人一样有“七情六欲”和喜、怒、哀、乐，鬼在缺吃少穿的时候，就作祟于人，人则生病。如果病人一旦满足鬼的欲望，就可得到鬼的宽恕。在中华人民共和国成立前，苗族祭鬼十分普遍，大至牛、马，小至鸡犬，不惜破费。

苗族祭鬼，由鬼师执司。鬼师念咒时，大都充满和解及友好的语言，驱鬼、赶鬼的情况甚少。如台江县的鬼师在祭“戈养你”鬼时这样念道：“你到他家来找东西吃，他家准备了一头黄牛，白银12两、布12匹、12根赶子（梭镖），一会大家到坝上去（祭鬼场），那里是个干净的地方，我们会来把东西交给你。”人们认为这样做，就能媚得鬼的欢心，即可达到病好祸除的目的。

（3）神判　在苗族社会中，如群众之间发生了地界、婚姻、盗窃等大的问题争执不下时，即施以神判。这是苗族习惯法中的一种判案方法。

①煮油捞斧：由争执的双方择一适中地点，煮油一锅，置无柄斧头一把于锅内，以原告为煮方，请“红雷鬼”助火，尽量把锅中的油煮沸，温度越高越好。被告为捞方，请“白雷鬼”把锅内的温度降低，越低越好。当煮方把锅中的油煮沸时，在众目睽睽之下，捞方代表卷袖洗手，并预先将二三斤小米装在衣袖内，利用米落人油锅中的一刹那间，极敏捷地将斧从油锅中捞出，以捞斧者的手是否烫伤为标准判断是非曲直。

②砍鸡剁狗：发生争执的双方聚在一起，请鬼师念咒后，双方发誓道：“谁非礼，谁偷窃，谁霸占他人财物的定死于非命!”誓毕，由一方提鸡或拉狗，另一方则持刀猛砍鸡（狗）颈，以一刀砍死为吉。事后在三年内谁家出现死人，则为输家，或砍断的鸡、狗头朝向谁家，谁即认输。

③喝猫血酒：《黔南识略》云：“相争者多以吃血解，或本人吃血难凭，乃指其亲属某人吃血盟誓，名为点血，延巫请神以盟之，吃血酒后永无反复。”喝血酒之前，争执的双方面向鬼神发誓：“谁无理则谁家‘九死九绝’，‘断子绝孙’。”誓毕，当众喝下猫血酒。以不敢喝者为输。

④赌咒：苗族谓之“哥西”即喊鬼。发生争执双方在争执

时，发誓："谁白拿他人的东西，不得好死"，"谁诬陷他人的不得好死"等等。他们深信，干了好事或干了坏事都瞒不过鬼神，都会得到不同的报应。

（4）架阴桥：这是一种迷信活动，其目的据说有二：一是为个人发财，一是为本家出能人。其作法是：在道路中挖一土坑，长2尺许，在坑内置以鸡蛋三枚，然后把木板架在鸡蛋上，再盖上，恢复路原状。人们认为，架阴桥是一种损人利己的缺德事，遭到群众的非议与反对，故架阴桥只能是背着群众秘密进行。

（5）架桥：每年农历二月至三月，春暖花开时节，举行架桥活动。这一活动多由无男孩的人家操办，谓之"修阴公"。

苗族的鬼师和巫师为传统宗教信仰者服务，并主持一定的传统宗教活动，专职人员，称为鬼师或巫师。故鬼师有"巴队雄"、"固相西"、"笃能"、"迷拉"等称呼。苗族鬼师，平时务农，一旦有病人来请，才去履行鬼师职责。他们既是鬼师，又是歌师，苗族的许多古歌和祀词，大都靠他们来传承。这些人大都略知草医草药，在与人治病时往往辅以草药治疗，收到一定的疗效。不少苗族鬼师了解本民族的历史，熟悉本地区的风土人情，因此受到本民族的信赖。他们既无政治地位，又无特殊的报酬，只是在祭鬼结束时，收取少许祭品，或就地与群众一起吃喝一顿了之。故在一些边远的苗族地区，鬼师还受到一定欢迎。

2. 占卜

苗族的占卜都保留着原始状态。卜即卜问或占问之意，表示向鬼神询问和卜问。苗族的先民们应用占卜很普遍，这与他们的生产生活有密切的联系。凡事都要占卜凶吉，才定行止，未得到神灵的启示之前，人们是不会轻举妄动的。在苗族社会中流行的占卜有：草卜、石头卜、竹卜、蛋卜、米卜、草鞋卜、鸡眼卜（杀鸡看眼睛）、鸡嘴卜、鸡骨卜、鸟卜、筮卜等。

六、现代宗教

基督教：自1840年以后，外国传教士在我国取得了“内地传教”、“厚待保护”及“在各省租地建造”等特权。

1888年，英国基督教“内地会”派牧师党居仁来安顺传教。他先后在安顺开办“安顺苗民义务学校”和“乐育高等学校”，增加苗族教会人员。1902年党居仁到普定县向苗民传教，发展教徒，建立苗族教堂。经过约30年的发展，基督教内地会在安顺、织金、普定、平坝、郎岱和水城等县的苗族聚居地区，建立了数十个教会和教堂，组成“锡安教区”和“以马内教区”的基督教网络系统。

与此同时，党居仁还到毕节、大方、赫章、威宁等县传播基督教，建立了“基督教内地会葛布教区”，下设有西区、东区、中区和北区，管理着大片的苗区教务。

1904年，英国牧师柏格理从云南昭通来到威宁苗族聚居的石门坎传播基督教，由于诸多因素，在不到10年的时间里，石门坎飞快地发展成为英国基督教伦敦差会所直接控制的宗教“圣地——基督教循道公会石门坎联区”。其范围包括云南、贵州、四川三省，故有“基督教西南区”之称，下设有石门坎小联区、长海子小联区、米耳沟小联区、大坪子小联区和牛坡坎小联区。

此外，基督教也传入黔东南苗族地区，但时间较晚，始终未成大的气候。

天主教：天主教在苗族地区影响很小，贵州仅黄平、镇远、安龙等县有少数天主教堂。

中华人民共和国成立以后，贯彻了党的宗教信仰自由政策，我国的基督教会先后摆脱了外国教会势力的控制，成立了自办、自传、自养的“基督教三自爱国运动委员会”和“天主教爱国会”。选举产生了自己的教牧人员和神职人员，领导基督教和天主教的宗教活动。苗族信教群众受到党和人民政府的关怀，他们的宗教生活和宗教利益得到照顾与保护，在政治上和非信教群众享有同等的权利。

七、禁忌

苗族的禁忌较多，归纳起来主要有以下这些：

婚姻禁忌：苗族说亲、接亲日子忌打雷；媒人、接亲送亲人及抬嫁妆者皆不让孕妇和丈夫参与；忌新娘包花帕、头巾入门；新婚用媒忌无子女者和失去配偶者担任；失去配偶者婚用媒，忌由夫妻双全者担任；威宁彝族回族苗族自治县一带苗族求婚、订婚、结婚日期，忌用农历月底；忌用双方老人过世之日和初八、初九及牛、虎、龙属相日，婚期忌说鬼、神、打、杀、死、伤等，忌唱丧歌和吹丧调；忌借女方带子背嫁妆；忌在敬烟、酒、茶时按顺时针方向；安顺地区操平凯土语的苗族在结婚时忌新郎腰带和鞋带脱落；家庭关系破裂忌在家中裁决等等。

丧葬禁忌：忌老人亡故时家人不在身边；停放尸体忌头比脚高；忌黑猫跨过死尸；装棺时忌金属、皮毛、化纤和他人穿过的衣服落人棺材中；非正常死亡者忌抬入屋中办丧事；丧事三年内忌贴红联；家人死后 49 天内忌理发；凯里舟溪苗族在家人死后三年内忌吃狗肉、鱼鳅和蕨粑等；有的在死者未安葬前忌食荤腥；有的忌盐、酸、蕨菜、竹笋等；老人安葬后忌上山狩猎、下河打鱼等。

生产生活禁忌：每年开春第一次响雷时，三天之内忌动土；春分以后至立冬，忌吹芦笙（有的地方只在稻米抽穗前），开秧门至小年（农历十一月）期间忌在外放牧；下种后忌狩猎前未经拜祭忌进入狩猎；忌不吉利日期狩猎；忌狩猎回来直接入门。黔西北一带部分杨姓忌吃动物的心。

正月初一忌开柜子、扫地，在屋内做针线活，动用刀类，烧食糯米粑；正月初二和十五忌将绿色蔬菜和柴火拿进家；正月初一至初三忌将洗脸洗脚水往外倒；正月初一至十五忌挖土，忌房前屋后下坐和晒衣服，忌高声喧哗或响动；忌担空桶进家；过春节时做的甜酒忌出现黑色（有的地方忌出现红色）；忌孕妇和坐月婆串门；待客时盛饭忌单手接递；平时忌敲铜鼓、木鼓；忌饭甑自鸣；忌新媳妇爬楼。

在广大苗族地区，苗族对动物的禁忌也很多：忌野兽进寨；忌老蛇进屋；忌碰到老蛇交媾；忌别人家猪牛狗等进自家门；忌傍晚牛叫鸡鸣；忌母鸡学公鸡叫；忌母鸡下软蛋或吃自己的蛋；忌猪狗下崽时将小猪小狗咬死；忌狗下单崽，猪牛下双崽；忌狗爬房；忌见蛇下树。